AF458149

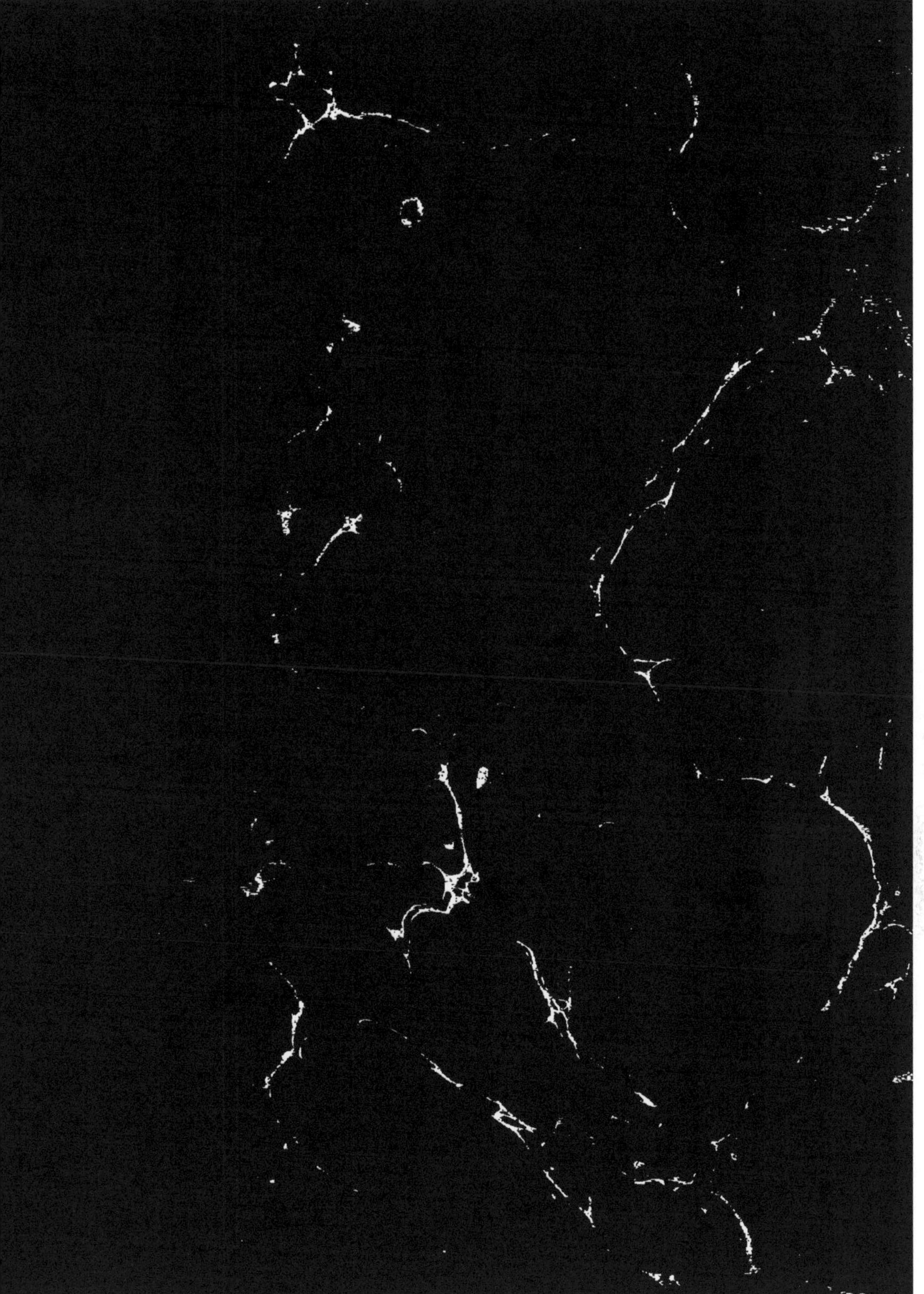

Mr BROUSSAIS

RÉFUTÉ

PAR LUI-MÊME,

OU

LETTRE ADRESSÉE A M. LE DOCTEUR BROUSSAIS, PROFESSEUR AU VAL-DE-GRACE, A PARIS, PAR LE DOCTEUR A.***

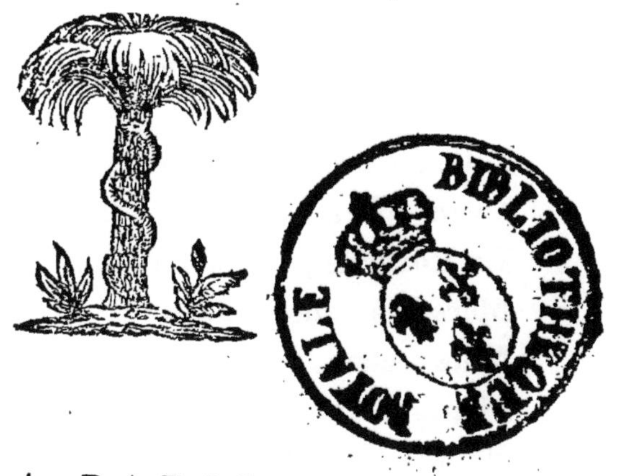

A PARIS,

Chez
- BECHET jeune, Libraire, place de l'Ecole de Médecine, n.° 4;
- MIGNERET, Imprimeur-Libraire, rue du Dragon, faubourg Saint-Germain, n.° 20;
- Alex. DONEAUD, Editeur, rue du Bouloy, n.° 10.

MAI 1822.

Cet Ouvrage se trouve chez les libraires ci-après :

Arras, chez TOPINO ;
Aix, chez MELQUION ;
Besançon, chez GIRARD ;
Bordeaux, chez BERGERET - DUTREY - COUDERT-GALLIOT ;
Bruxelles, chez LECHARLIER ;
Boulogne, chez DHOYER-HUIN ;
Bourges, chez GILUS ;
Brest, chez MICHEL ;
Dijon, chez TUSSA ;
Genève, chez PASCHOUD ;
Hâvre, chez DUFLO ;
Lille, chez VANACKÈRE ;
Lyon, chez BOHAIRE ;
La Rochelle, chez PAVIE ;
Marseille, chez CAMOIN ;
Metz, chez THIEL ;
Montpellier, chez GABON fils,
Nîmes, chez MELQUION ;
Nancy, chez BONTOUX,
Rouen, chez RENAULD frères ;
Strasbourg, chez LEVRAULT ;
Toulon, chez MAGDELAIN.

AVIS DE L'ÉDITEUR.

L'ESPRIT de système a, de tous les temps, retardé les progrès de la science médicale. Une foule de théories plus ou moins séduisantes ont tour-à-tour régné dans la médecine; et ce n'est qu'avec effroi que l'on contemple les maux infinis qui en ont été le résultat.

Des hommes estimables d'ailleurs, de véritables savans, des génies sublimes, mais qui n'ont peut-être pas toujours été de bonne foi, abusant de leurs rares talens ou de l'influence attachée à leurs éminens emplois, n'ont pas rougi d'accréditer les opinions les plus dangereuses, les hypothèses les plus hasardées, soit qu'ils eussent en vue d'établir sur elles leur réputation, soit qu'éblouis par les illusions d'une imagination trop vive, ils fussent réellement dans l'erreur.

Quoiqu'il en soit, le commun des hommes adoptait avec enthousiasme les doctrines les plus funestes ; et, au grand scandale de la raison, et pour le malheur de l'humanité, on voyait ainsi les plus déplorables erreurs prendre leur source dans l'esprit de ceux que l'on pensait devoir être plus près de la vérité.

La doctrine qui dominait dans ces derniers temps parmi tous les médecins de l'Europe, est celle de Brown, renouvelée du *Strictum* et du *Laxum* de Thémison et des Méthodistes.

Mais déjà elle commençait à décheoir de sa splendeur première ; et des médecins judicieux en avaient fait ressortir les vices radicaux : tels sont Pinel, en France ; Tommasini, en Italie; Frank, en Allemagne, etc.

D'ailleurs, le petit nombre de praticiens prudens et sages, qui ne se laissent pas éblouir par les théories brillantes, en avaient déjà fait justice; et l'on peut dire que le Brownisme allait être renversé sans retour, lorsque la doctrine physiologique a paru.

A peine cette dernière doctrine avait-elle lui sur l'horison médical, qu'on la vit s'élever comme un astre radieux, et éclipser toutes celles qui l'avaient précédée. Jamais doctrine médicale ne parut dans un moment plus opportun, et ne fit des progrès aussi rapides ni aussi étendus. Les esprits étaient mûrs pour cette révolution. L'anatomie proprement dite, la physiologie, l'anatomie pathologique avaient tout-à-coup pris en France leur essor, et se perfectionnaient chaque jour, à l'exemple des autres sciences naturelles. Les faits, les observations, les expériences se multipliaient et ne cessaient d'accroître les trésors de la pathologie. Il ne fallait plus qu'une main habile pour mettre en œuvre d'aussi riches matériaux. L'époque était favorable pour rappeler les médecins vers la doctrine hippocratique, la seule bonne, la seule féconde en heureux résultats, et malheureusement trop souvent abandonnée, malgré les efforts louables des Baillou, des Fernel, des Duret, des Pinel, etc., qui, en divers temps, ont cherché à la faire revivre parmi les médecins français. Les progrès de l'esprit humain et le perfectionnement de toutes les sciences accessoires à la médecine, réclamaient ce bienfait d'un génie méthodique et fécond, dont tout était disposé à seconder les salutaires travaux.

C'est dans des circonstances si heureuses que M. Broussais a présenté sa théorie, peut-être trop exclusive, de l'irritation, qu'il a cru devoir intituler : DOCTRINE PHYSIOLOGIQUE.

A-t-il opéré tout le bien qu'on devait attendre d'un homme érudit et éloquent, doué du tact médical, placé à la tête d'un grand établissement, et qui avait perfectionné sa pratique en exerçant son art dans les armées et dans des climats divers ?

La réponse à cette question se trouve dans l'écrit que nous offrons au public, à l'insçu de l'auteur, qui aurait pu y mettre plus de soin, s'il avait soupçonné qu'un jour on le livrerait à l'impression. En effet, on ne peut raisonnablement exiger que le simple récit d'une conversation soit écrit d'un style aussi pur que celui qu'on serait obligé d'employer dans un ouvrage plus sérieux. A la lecture du manuscrit, il nous a semblé que le but de l'auteur pouvait être de quelque utilité pour la science : en faveur de ce motif, le lecteur se sentira porté à quelqu'indulgence, et à nous savoir gré de lui avoir fait connaître cet opuscule dans une circonstance où les ouvrages du docteur Broussais sont recherchés partout, et lus avec avidité.

M.R BROUSSAIS
RÉFUTÉ
PAR LUI-MÊME,
OU

LETTRE adressée à M. le Docteur BROUSSAIS, *Professeur au Val-de-Grâce, à Paris, par le Docteur* A***.

MONSIEUR,

J'ALLAI l'autre jour chez mon confrère G***, et j'y trouvai, par hazard, un de ses amis M. le docteur D***, que je voyais pour la première fois.

Vous savez que vos ouvrages font grand bruit. Bientôt il fut question de la *Doc-*

trine physiologique. Elle est admirable, dis-je aussi-tôt et digne, par ses importans et heureux résultats, de faire obtenir une récompense nationale à son auteur. — Vous êtes donc un des partisans de M. Broussais, me dit Mr. D. en fronçant les sourcils? — Oui, répondit mon ami G., avec un sourire malin; vous voyez en lui un de ceux qui sont le plus engoués de cet auteur. — Mr. D. jette alors un regard dédaigneux sur moi, dont j'apprécie fort bien l'expression........ J'allais m'expliquer, lorsque mon ami G., qui connaît la vivacité de Mr D., voulant éviter un éclat, me dévance et prend la parole en ces termes:

« Messieurs, calmez vous. Puis s'adressant à moi, mon ami, soyez moins » enthousiaste de nouveautés en médecine; elle est d'un intérêt trop général » et tient de trop près au vrai bonheur » des hommes, pour que ceux qui l'exercent ne mettent pas le plus grand soin » dans le choix de la théorie sur laquelle » ils doivent régler leurs déterminations

» pratiques. Ainsi permettez-moi de vous
» dire que vous avez approuvé, sans un
» examen suffisant, toutes les consé-
» quences que M. Broussais a cru pou-
» voir déduire des principes trop exclusifs
» qui ont servi de fondement à sa doc-
» trine. Ce médecin recommandable a
» rendu de vrais services à la science ;
» c'est un homme de beaucoup de mérite,
» que le zèle de l'humanité anime, pour
» qui j'ai l'estime la mieux sentie, mais
» qui s'est trop hâté de créer un sys-
» tême, et de rapporter tous les faits
» pathologiques à un seul phénomène
» principal : l'*irritation*. Certes, ce n'a
» pas été sans de grands efforts qu'il est
» parvenu à les rallier ainsi vers un cen-
» tre commun, et l'on doit lui en savoir
» quelque gré. Mais il se fut conduit plus
» sagement, sans doute, si, moins
» empressé à publier sa doctrine, il
» avait attendu le résultat d'observations
» ultérieures qui auraient pu venir à l'ap-
» pui des premières qu'il avait faites.
» Sa gloire n'y aurait rien perdu. . . .

. . . . » — Vous avez raison, dit vivement M.r D., et par ce moyen, la doctrine de M. Broussais n'aurait été que plus solidement édifiée. Mais emporté par un désir ambitieux, il a voulu trop tôt jouir de son triomphe : il a volé au-devant de la reconnaissance publique ; et surmontant toute répugnance, dédaignant ces procédés délicats, ces petits ménagemens employés par les esprits vulgaires, il a pensé que tout était permis à un génie supérieur, et il s'est emparé de vive force de la part d'éloge et de gratitude dont ses concitoyens auraient pris plaisir à le gratifier. — Respectons cependant, mon cher D., reprit notre ami G., ces élans trop fougueux d'un génie qui croit avoir trouvé des vérités utiles. Mais comme il s'agit ici de la vie des hommes, dans une matière aussi grave, nous qui sommes placés hors de la sphère d'activité de ce génie bouillant, dépouillons-nous de toute prévention, jetons un coup-d'œil impartial et froid sur ses heureuses productions, et faisons, pour ainsi dire, l'*examen* de l'*examen des doctrines médicales*, etc. N'ayons point, pour l'auteur de la doctrine physiologique, une déférence servile, mais soyons justes envers celui qui, le premier en France, a fixé l'attention des praticiens sur une classe nombreuse de lésions organiques, sur leur étiologie, leur siége et leur traitement : je veux parler des *phlegmasies chroniques*. Bannissons toute animosité. Mon ami A. est répréhensible d'adopter sans restriction une doctrine nouvelle qui n'a pas encore reçu la sanction du tems et de l'expérience. Vous, mon cher G., vous la rejetez avec trop de dédain et d'injustice. Moi, je pense, que comme dans tous les autres systêmes de médecine, il y a à prendre et à laisser. Allons, allons, je serai le conciliateur entre vous deux, dit-il en riant et nous prenant par la main l'un et l'autre; entrons dans mon cabinet; nous y trouverons tous les ouvrages du docteur Broussais, et là, pièces en main, nous nous livrerons à une discussion paisible, qui ne peut que tourner à notre profit et à celui de nos malades. Si nous ne vidons pas le procès, nous pourrons en éclaircir la matière, et nous en faciliterons peut-être le jugement. Vous, M.r cher A., vous représenterez monsieur Broussais. Nous vous chargerons de sa défense : c'est un assez bel emploi, comme vous voyez ; et vous, monsieur l'Antagoniste, l'*anti-Broussiste*, vous soutiendrez votre cause. Pour moi, vous avez déjà deviné mon rôle. Je vous laisserai argumenter tout à votre aise, et je donnerai mon avis chaque fois que je le croirai nécessaire : commencez.

Or, je vais, Monsieur, vous faire connaître la conversation animée qui s'ensuivit. Je la transcris sans y rien retrancher ni ajouter. Vous ne m'en saurez pas mauvais gré, j'espère. Je pense même que c'est un devoir pour moi de vous la communiquer . . . .

Je pris donc aussitôt votre nom, persuadé que vous me pardonneriez cette hardiesse, en faveur du motif. Et c'est pour cela que je figurerai désormais, dans ce colloque, sous la lettre initiale B.

B. Vous pensez bien, mes amis, que j'aurais mauvaise grâce, d'avoir la sotte prétention de représenter M.r Broussais, dans cette conversation, autrement qu'en me couvrant de son mantean, et me servant de ses propres expressions. Comment en effet, me serait-il possible d'imiter son éloquence, cette rapidité de style, cette énergie du discours, ces beaux mouvemens oratoires, cette vigueur de raisonnement, cette clarté de démonstration, cette lucidité de pensées qui caractérisent ce fécond écrivain ? . . . .

Ici, M.r D., qui trépignait déjà, allait m'interrompre; mais notre ami G. dit : soyez de sang froid. Si nous cherchons sincèrement la vérité, l'emportement ne doit pas se mêler de notre discussion. Cette pétulance sied mal à des hommes qui se piquent d'avoir du jugement et de la raison. Pour peu qu'on s'y livre, la mauvaise humeur et la passion se mettent de la partie, la science n'y gagne rien, et presque toujours la haine finit par diviser des hommes honnêtes, qu'une estime réciproque devrait unir par les liens de la plus franche amitié ! — Ma foi, répondit brusquement M.[r] D, M. Broussais ne nous a pas toujours donné l'exemple de la modération; et le ton qu'il prend dans la discussion n'est pas en ce cas un bon modèle à suivre. Soit, répliqua l'ami G., mais l'erreur est inhérente à l'espèce humaine. *Errare humanum est*, a fort bien dit St Augustin. Ainsi chacun a besoin d'indulgence. Convenons donc tous les trois que nous nous écouterons paisiblement les uns les autres, que nous répondrons sans aigreur, et qu'aucune personnalité offensante contre nous ni contre les absens, ne viendra troubler l'harmonie qui doit règner entre gens qui se respectent. — Eh ! bien, j'y consens, répartit, Mr D., *je n'attaquerai ni les mœurs ni la probité de M. Broussais comme citoyen ; mais s'il est nécessaire, j'attaquerai sa probité et son jugement littéraires, parce qu'ils sont du domaine de la critique littéraire. Je me crois en droit de dire qu'un auteur a fait preuve d'un jugement faux, qu'il a manifesté des prétentions au despotisme littéraire ou scientifique* (1), dût-on crier à *l'hérésie, au blasphême, à l'ingratitude; comme si le respect que l'on doit à ses maîtres pouvait être mis en balance avec les intérêts de la société!* (2) . . . . — Tout doux, dit l'ami G., ne vous mettez pas en colère, — Mr D., ce n'est pas moi qui ai parlé, vous savez à qui appartient ce langage. À présent, je vais répondre aux réflexions de notre collègue A.

D. Je ne conteste pas à M. Broussais le mérite de l'éloquence; mais on peut lui reprocher de manquer de logique. J'espère vous en convaincre dans le cours de la discussion. Au reste, convenez avec moi qu'une bonne cause se défend d'elle-même, et sans le secours de ces orne-

(1) Examen des doctrines médicales, etc. etc., 2.e Édition, tome 2, page 712.

(2) Idem Préface, tome 1. page 111.

mens oratoires qui lui sont étrangers, et qui doivent être réservés pour les discours d'apparat. Une lumière trop éclatante offusque la vue. La vérité se laisse mieux appercevoir lorsqu'elle se présente à nous toute nue, que lorsqu'elle s'offre à nos yeux au milieu d'un pompeux appareil qui nous éblouit. Celui qui croit l'avoir trouvée doit chercher à persuader, non à séduire. Lorsqu'on est assuré de la bonté et de l'utilité d'une doctrine, on l'expose sans prétention, mais on ne l'impose pas. Vous m'avez recommandé la modération, je veux vous prouver que j'en ai, en ne pas qualifiant le rôle de celui qui crie à tue-tête : *Écoutez ce que je vous dis et n'écoutez que moi, car je tiens seul la vérité, et avant moi personne ne l'avait connue.* « Si ce ne » sont ses paroles expresses c'en est le » sens. » *(Voltaire.)*

A quoi bon, les véhémentes déclamations de cet auteur contre tous ceux qui ont écrit avant lui, *parce qu'ils ne connaissaient pas sa doctrine* sans doute, ou contre ceux de ses contemporains qui ne l'ont pas adoptée de confiance? Prendrez-vous pour un beau mouvement oratoire ce passage de la préface? « Je n'ai point cru devoir adoucir » ma critique par des éloges accordés » à la célébrité. J'aurais manqué mon » but en inspirant trop de confiance pour » des ouvrages qui ne sauraient être lus » sans danger par ceux qui n'ont pas » été prémunis contre les erreurs qu'ils » contiennent........ Le *ton d'arrogance* de » leurs auteurs et l'obstination qu'ils met- » tent à s'opposer à la recherche de la vé- » rité, méritaient qu'on les fît sérieuse- » ment rentrer en eux-mêmes........ » Mon but est de former des médecins » d'une pratique plus heureuse que ne » peut l'être celle des systématiques à la » mode. *J'y parviendrai, j'en suis sûr,* » *parce que depuis douze ans j'ai coû-* » *tume d'y parvenir, parce qu'aucun de* » *ceux qui m'ont entendu* (cependant un de ses élèves, M. Boisseau, a écrit contre sa doctrine) *et qui m'ont vu prati-*

» *quer, n'ont pu résister à la force de*
» *la vérité* (1).

Je n'ose vous communiquer les réflexions que me suggèrent ces expressions peu mesurées, ni vous exprimer le sentiment particulier que fait naître en moi le *ton* qui règne dans ce morceau et dans bien d'autres que je me dispense de citer.

Que direz-vous encore de ces phrases où l'orgueil perce à travers la fausse modestie qui l'enveloppe, et que vous rencontrez fréquemment dans tous les ouvrages de M. Broussais, particulièrement aux pages 2, 3 et 4 de l'introduction du *Traité des Phlegmasies chroniques ?*

Comment qualifierez-vous aussi ces expressions : *la détonnation de l'irritation sur le cerveau* (2) ; *le poumon est le plus faible des vicaires de la peau* (3) ; *la pluie muqueuse dont la membrane interne des voies gastriques est la source* (4); *les maladies qui figurent sur le*

(1) Examen, etc., I.re Édition, pages 5 et 6.

(2) Examen, etc., 2.me Edition, page 38.

(3) Phlegmasies chroniques, page 169.

(4) Phlegmasies chroniques, tome 2, page 46.

théâtre de notre économie, et plusieurs encore qu'il serait fastidieux de vous désigner.

« *Ce langage figuré* (qu'il reproche
» à M. Pinel) *est bon dans la bouche d'un*
» *rhéteur*; mais que signifie-t-il dans celle
» d'un médecin qui doit avoir *l'habitude*
» *d'approfondir toutes les questions de*
» *son art* (1)? »

Je ne pousse pas plus loin ma critique sur cet objet, parce qu'il n'est qu'accessoire dans la discussion que nous allons commencer; et je laisse parler M.r A. ou plutôt M.r B., qui va nous exposer la doctrine dite *physiologique*.

B. « Après avoir fait paraître en l'an
» onze, un ouvrage sur la fièvre hecti-
» que, je pris la résolution d'étudier les
» maladies chroniques d'une manière par-
» ticulière.

« Lorsque je voulus chercher un guide
» parmi les auteurs les plus illustres....,
» je ne trouvai que confusion......; les
« faits manquaient.............et je

(1) 2.me Édition, volume 2, page 607 de l'Examen.

reconnus « qu'un bon traité des maladies
» chroniques ne pouvait plus être un
» ouvrage de compilation.

« Il me semblait aussi que le médecin
» le plus heureusement organisé n'avait
» pas trop de toutes ses facultés pour
» interroger tous les symptômes d'une
» longue maladie.

« Je sentis qu'un travail aussi parfait
» ne pouvait sortir que des mains d'un
» professeur de clinique d'une haute ca-
» pacité, d'un zèle infatigable, et assez
» dévoué à la science pour lui sacrifier
» des momens qui sont le plus souvent
» employés d'une manière toute diffé-
» rente par les praticiens d'une grande
» réputation.

« Trois années consécutives ont été
» employées à suivre les maladies chro-
» niques depuis leur naissance jusques à
» leur détermination. C'est le résultat de
» ce travail que je publie aujourd'hui (1).

D. Trois ans! M. Broussais, pas davantage? Ce n'est pas trop pour étudier com-

(1) Phlegmasies chroniques, introduction, pag. 2, 3, 4.

plettement des maladies dont la durée est quelquefois de quatre, six, huit et même dix années, surtout lorsqu'on est comme vous attaché à des hôpitaux militaires, où les malades sont admis le plus souvent quelque temps après l'invasion de leur maladie, et sont évacués fréquemment d'un établissement à l'autre, selon le besoin du service. Ce qui est assez prouvé par les observations que vous nous présentez. — On voit bien *que vous êtes heureusement organisé et doué d'une haute capacité ; ainsi que d'un zèle infatigable.* Je vous en félicite ! . . . . .

G. Arrêtez, mon cher D., ne touchez pas au *Traité des phlegmasies chroniques.* A part quelques taches qui le déparent un peu, c'est le plus beau titre de M. Broussais à l'estime de ses confrères.

Les maladies, suivies dans leurs cours avec beaucoup de zèle et de constance ; les phénomènes variés qu'elles présentent, mieux appréciés, notés avec la plus scrupuleuse attention ; des observations recueillies avec soin, rédigées avec clarté ;

un traitement le plus souvent judicieux, simple, conduit avec prudence ; des autopsies nombreuses, qui ne laissent rien à désirer ; des corollaires lumineux, dérivant naturellement de faits habilement rapprochés, liés entr'eux, bien coordonnés ; voilà ce que l'on trouve dans cet ouvrage, l'un des meilleurs qu'ait enfanté l'heureuse application à la pathologie des principes physiologiques répandus dans l'immortel ouvrage du savant Bichat, sur l'anatomie générale.

D. J'ai, à la vérité, peu de chose à effacer de cet éloge : je conviens même que l'étendue de l'ouvrage, la bonne méthode qui en a dirigé le plan, les nombreuses recherches et la continuité d'application que sa composition a exigées, le talent avec lequel tous les faits ont été étudiés, comparés entr'eux, m'avaient fait d'abord concevoir pour son auteur l'opinion la plus favorable ; M. Broussais me paraissait alors d'autant plus digne de la considération et de la confiance de ses confrères, que, mettant presque toujours tout amour propre de coté, il avait exposé avec candeur le résultat de son investigation, et ne paraissait avoir nul intérêt encore à présenter les faits sous un faux jour, à les forcer, à les tordre... Traitement employé, erreurs commises, lésions, désorganisations trouvées dans les cadavres; l'absence de ces dernières dans les divers tissus; tout était apperçu, avoué, discuté avec franchise....... Il s'en est repenti depuis; mais alors M. Broussais ne s'était pas encore livré à son enthousiasme; le projet ambitieux d'être chef de secte n'était pas venu le séduire encore; il n'avait pas un système à élever, bon gré mal gré, sur les débris de ceux qui avaient précédé le sien; il ne s'était pas encore avisé de détrôner Hippocrate; enfin il n'avait pas une doctrine à faire prédominer, à soutenir, à défendre avec obstination......... Bientôt les illusions d'un amour propre flatté l'égarent. Il se complaît dans la contemplation de son propre ouvrage; et sans attendre que d'autres le disent pour lui, il s'écrie:

C'est parce que j'ai été véridique, que l'histoire des phlegmasies a mérité le suffrage des véritables praticiens ; que cet ouvrage est devenu le bréviaire d'un nombre considérable de bons esprits, et qu'il a déjà dissipé chez plusieurs autres les ténèbres dont la médecine abstractive, inter nubes, *les tenait enveloppés* (1).

Notez qu'il a été si *véridique*, que *par respect pour M. Pinel* il n'a *pas osé dire toute sa pensée*, et *qu'il était dans l'erreur* (2).

Cependant jetons un coup d'œil rapide sur ce Traité que vous regardez comme parfait. Je vais m'en servir pour commencer à vous prouver que M. Broussais est mauvais logicien. Prenons au hazard quelques-unes des mille et une contradictions que l'on rencontre presque à chaque page, tant dans cet écrit que dans tous ceux qui sont sortis de la plume vagabonde de cet auteur.

« Les personnes très nerveuses et très

(1) Examen, etc., I.re Édition, page 399.

(2) Examen, 2.me Édition, pages 266 et suivantes.

« sanguines peuvent être tourmentées « très long-temps par la douleur, sans « qu'il en résulte inflammation (1). »

« Les plus exposés à la phlogose, ce « sont les tempéramens sanguins et ner- « veux, c'est-à-dire, ceux où la sensibi- « lité animale et la sensibilité organique « sont simultanément très développées « (2). »

« La douleur est la cause provocatrice « des phlegmasies; il est donc très exact « de dire que les troubles sympathiques « sont, aussi bien que les *désordres lo-* « *caux*, en raison directe de la douleur « (3).

Immédiatement avant, on lit : je ci- « terai des exemples d'inflammations san- « guines fébriles, désorganisatrices et « même mortelles *sans douleur du lieu* « *phlogosé* (4).

« Plus bas : *la douleur préside donc*

---

(1) Phlegmasies chroniques prolégomènes, page 43.

(2) idem, idem.

(3) Idem, idem.

(4) Phlegmasie chronique, page 44.

« *à la formation de toutes les inflam-*
« *mations* (1).

« L'exaltation de la susceptibilité or-
« ganique ne saurait être portée *fort*
« *loin, sans devenir véritablement dou-*
« *loureuse* (2).

On avait déjà lu : la *douleur du lieu*
« *phlogosé* paraît être la *cause* de tous
« ces changemens (3) », c'est-à-dire, de tous les phénomènes pathologiques et de tous les désordres organiques qui sont le résultat de l'inflammation......... *Fiat lux !*..... (4) pourrai-je m'écrier à mon tour.

Je vous fais grâce, pour le moment, d'autres citations; je vous ferai seulement *remarquer que ces négligences de rédaction nuisent beaucoup à la cause que l'on défend* (5). Mais vous conviendrez

---

(1) Phlegmasies chroniques, page 46.

(2) Idem, idem.

(3) Idem, page 41.

(4) Examen, 2.me Édition, page 592, et idem, I.re Édition page 41.

(5) Examen etc., 2.me Édition, pages 817, 818.

avec moi qu'on ne peut, en deux pages, entasser plus de propositions contradictoires. L'inflammation peut-elle être poussée *plus loin* qu'au *degré* où elle donne *la mort* et *désorganise* nos tissus? Et si la *douleur préside à toutes* les inflammations, si l'*exaltation* de la *susceptibilité organique*, etc.; si les troubles sympathiques et les *désordres locaux sont en raison directe de la douleur*, comment des *inflammations sanguines, désorganisatrices donnent-elles la mort sans douleur locale?*

Vous êtes sans doute surpris de ces contradictions, Messieurs; votre étonnement augmenterait encore, si vous vouliez prendre la peine de parcourir avec quelque attention les ouvrages de M. Broussais. Il vous serait facile de vous assurer qu'ils sont tous écrits sur ce même ton affirmatif, et que cet auteur a trop *généralisé ses assertions hardies* (1), sans trop se mettre en peine si elles sont en opposition évidente entre elles.

(1) Examen, I.re Édition, page 313.

Croyez-vous qu'il fasse une judicieuse application dans sa pratique des nouvelles idées qu'il s'est formé sur la nature des maladies? pas du tout; et sans en chercher des preuves ailleurs que dans son Traité des phlegmasies chroniques, nous allons voir qu'il n'est pas plus conséquent en pratique qu'en théorie.

Après s'être bien convaincu que le *traitement tonifiant* employé pour *Beau*, (première observation) était très dangereux dans les *gastrites*, il n'a pas moins presque constamment prodigué les toniques à beaucoup d'autres malades chez lesquels les signes d'une *gastrite* étaient si évidens, que le *Brownien* le plus fasciné ne s'y serait pas mépris. Il est curieux de voir M. Broussais s'obstiner à ne pas reconnaître l'existence d'une *gastrite* chez *Corbolin*, *Guinal*, *Venter*, (deuxième, troisième et quatrième observations) *Humbert*, (vingt-troisième observation) et, pour se justifier, avouer ensuite avec ingénuité, que la *gastrite* dans ces cas était insidieuse.

Enfin, il est si habitué à se mettre en contradiction avec lui-même, qu'il intitule la cinquième observation *gastrite apyrexique*, et une page après, il dit que Rapion, qui en est le sujet, *présentait* un *mouvement fébrile*.

Il affirme que la douleur *constringente est inséparable de la phlogose chronique de l'estomac* (1), et vous savez ce que nous venons de remarquer à ce sujet, et d'ailleurs ce qu'il dit de contraire à cette assertion en vingt endroits de ses ouvrages. Voyez au surplus la proposition C. (2) ainsi conçue : *la douleur locale n'est pas inséparable de l'inflammation, même intense.*

Lisez, par exemple, l'observation quinzième (3) et les réflexions qui la suivent, vous y verrez qu'*Allain* a eu des accès de *fièvre, la diarrhée, la jaunisse*, qu'il *souffrait de partout, était leucophlegmatique*; qu'un *traitement excitant, les scillitiques* firent cesser la

(1) Phlegmasies chroniques, tome 1.er, page 51.

(2) Idem, tome 2.

(3) Examen, 2.me Édition, page XXVI.

fièvre; qu'à l'ouverture du cadavre, *les trois cavités n'offraient aucune trace de phlogose;* qu'il *existait* pourtant des tubercules dans la partie supérieure des poumons; que M. Broussais admet une diarrhée *indépendante* de *la phlogose du colon;* que l'histoire de ce malade est un *moyen* de *présumer* le *défaut d'affection locale dans tous les cas analogues à celui-là, moyen qui, sans doute, est applicable à beaucoup d'autres;* qu'un *sujet affecté d'une maladie chronique* peut *ne la devoir qu'à l'épuisement des forces;* et enfin que M. Broussais *a cru qu'il était utile de disserter un peu sur l'absence des affections locales, afin de mieux signaler leur présence*.....

Dites-moi, je vous prie, Messieurs, si tout cela ne se trouve pas en opposition avec la doctrine de M. Broussais.

Me répondrez-vous que je n'attaque pas le fond de cette doctrine, en relevant seulement quelques vices de rédaction qui se trouvent dans ses écrits, ou en le mettant quelque fois en contradiction avec lui-même? je crois le contraire. Quoi! prouver qu'un auteur n'est pas toujours d'accord avec ses propres principes; que dans ses ouvrages, une proposition est opposée à une autre proposition, et que l'assertion qui suit détruit aussitôt l'assertion qui précède, n'est-ce pas prouver qu'il renverse lui-même les bases sur lesquelles reposent les vérités qu'il cherche à établir? Or, que reste-t-il de bon à un auteur qui s'est si maladroitement dépouillé lui-même?... on pourrait dire que M. Broussais ressemble à un architecte qui construirait à grand frais un vaste édifice, et qui, de distance à distance, enlèverait une partie des fondemens, de manière que l'édifice s'écroulerait avant d'être achevé. C'est précisément ce qui lui arrive.

Cependant n'anticipons pas sur ce que nous avons à dire relativement à cette doctrine. Il me suffit de vous avoir démontré jusqu'à présent, Messieurs, que M. Broussais n'est pas toujours d'accord avec lui-même; qu'il ne laisse pas assez mûrir ses idées ; qu'il est entraîné par une imagination exaltée et sans frein ; en un mot, qu'il n'est pas très bon logicien. Ceci soit dit, je le répète, sans porter atteinte à ses qualités morales et à sa réputation d'homme érudit et éloquent.

G. Vous avez raison, mon cher, sachons toujours faire la distinction convenable entre un auteur et ses écrits. On peut être honnête homme et mauvais logicien tout ensemble.

B. Messieurs, faut-il le dire? « le respect » que j'avais encore pour les opinions du » professeur Pinel, (lorsque j'écrivis le » Traité des phlegmasies chroniques) et la » crainte de m'exposer à la critique » m'arrachèrent la phrase suivante :

» *J'ai trop souvent trouvé cette mem-* » *brane en bon état* (la muqueuse gastri- » que) *à la suite des typhus les plus ma-* » *lins ; j'en ai vu un trop grand nom-* » *bre s'améliorer par l'emploi des sti-* » *mulans les plus énergiques, pour* » *partager l'opinion de ce médecin* (M. » Prost) *sur la cause de la fièvre* » *ataxique.*

» Le fait est que j'étais dans l'erreur ; » que les observations me trompaient.... » *Experientia fallax*...... Ce sont mes » observations ultérieures, celles des au- » tres......, celles même de M. Petit » qui m'ont conduit à reconnaître les » véritables traces de l'inflammation in- » testinale....... Oui, je me plais à con- » fesser que le respect que j'avais pour » l'autorité de M. Pinel m'a empêché » de voir la vérité, et de dire toute ma » pensée dans l'histoire des phlegmasies.....

» Que mes confrères cessent donc de » m'opposer à moi-même pour me com- » battre (1). »

D. Monsieur Broussais, ne cherchez pas à me prouver qu'alors le *vieil homme* ne disait pas tout ce qu'il pensait, par respect pour ses Maîtres. Mauvaise excuse. Justification inadmissible en faveur de M. Broussais, qui ne ménage aucun auteur mort ou vivant, les accable d'injures impitoyablement, et ne respecte l'autorité de personne, pas

(1) Examen ; etc, 2.me Édition, pages 666 et suivantes.

même celle d'Hippocrate, témoins MM. Bayle, Rostan, Laënnec, Baumes, Bordeu, Barthez, etc. etc. Et ce respectable M. Pinel, qui est traité d'*insolent* (1) et d'*empirique* dans la première édition de l'Examen, après avoir été attaqué sous le rapport de ses connaissances en médecine, et s'être vu apostrophé comme on n'oserait le faire envers le plus vil des charlatans. Le cœur se soulève, en lisant ces pages insultantes contre un homme de mérite, qui n'est pas exempt d'erreurs, mais que son grand âge et les services réels qu'il a rendus à la science auraient dû garantir d'aussi virulentes diatribes. Au reste, est-ce de bonne foi, M. Broussais, que vous prétendez faire accroire que vous conserviez encore pour lui quelque respect, lorsque vous écriviez votre Traité des phlegmasies? n'est-il pas aisé de se convaincre du contraire en lisant ce Traité? J'en donne pour preuve ce que vous dites immédiatement

---

(1) Examen, etc, I.re Édition, pages 381 et 382.

après l'avant dernière phrase que vous venez de prononcer (1).

« Quand je n'aurais sauvé, dites-vous, qu'une centaine de malheureux en *attaquant l'auteur de la nosographie* dans cet ouvrage, (le Traité des phlegmasies) comme je l'ai fait depuis dans mon premier Examen, ne serai-je pas bien dédommagé des calomnies auxquelles j'ai été en butte? »

Enfin, j'admets que vous ayez pu ne pas oser regarder encore comme les *signes d'une phlegmasie*, la *couleur brune ou livide que vous présentaient les muqueuses des voies gastriques* (1). Mais puis-je croire également que vous mentiez à votre conscience, lorsque vous déclariez *que vous aviez vu beaucoup* de *typhus s'améliorer par l'emploi des stimulans les plus énergiques* (2), et enfin, quand vous reconnaissiez que telle ou telle médication produisait tel ou tel résultat?

Je vous demanderai de plus, si l'hom-

---

(3) Examen, etc, 2.me Édition, page 667.

(2) Examen, 2.me Édition, page 667.

me qui avait effacé à dessein de sa mémoire, jusque aux notions les plus élémentaires de la science; qui vouait à l'oubli le plus profond les ouvrages des médecins qui avaient écrit avant lui; qui prétend même ne s'être pas plus servi des idées de Prost, de Pujol, de Tommassini, que de celles des autres; qui était parti de ce point pour se livrer à la recherche des causes et de la nature des maladies chroniques; qui a scruté pendant *trois ans consécutifs*, avec la plus minutieuse attention, l'homme malade et l'homme mort; je vous demanderai, dis-je, s'il peut facilement nous persuader ensuite qu'il avait mal vu, mal *observé*; qu'il nous induisait en erreur lorsqu'il avançait telle et telle assertion? Comment pouvons-nous être assurés que vous êtes plus digne de foi aujourd'hui, lorsque vous affirmez que vos observations ultérieures sont plus vraies? *experientia fallax*. Quelle confiance devez-vous nous inspirer, à présent que des motifs personnels peuvent, ou vous faire voir les objets sous un faux jour, ou vous obliger à nous présenter les faits non tels qu'ils sont réellement, mais tels que vous désirez qu'ils soient, dans l'intérét de votre cause? Ne savons-nous pas que vous avez un système à défendre? Au reste, pour vous être dépouillé des anciens préjugés, pour avoir foulé aux pieds les plus précieux écrits de vos maîtres et vous être dégagé des entraves de la vieille école; au moment où rien ne vous empêche plus de *dire toute votre pensée*; dans cet état d'indépendance où l'*homme nouveau, éclairé et régénéré* (1) a su se placer, êtes-vous mieux réconcilié avec vous-même? nous pourrons voir le contraire, et trouver encore une foule de contradictions dans ceux de vos écrits qui ont succédé au Traité *des phlegmasies*.

Notez encore que vous venez vous-même de détruire l'éloge que nous avons pris plaisir à faire de votre meilleur ouvrage. Car comment démêler le vrai du faux au milieu de cette foule d'ob-

(1) Examen, 2.e édition, page 667.

servations qui n'ont plus que le *doute* pour appui ? Et ces recherches multipliées et pénibles, ces travaux continués avec tant d'application et de zèle, *pendant trois années*, sont donc entièrement perdus pour la science?.., Je serais presque tenté de m'élever ici contre votre propre aveu, d'autant mieux que je suis fort en peine de savoir sur quels faits nouveaux vous fondez vos dernières assertions, qui sont des contre-vérités à l'égard des observations insérées dans ce Traité des phlegmasies, *puisqu'il vous serait désormais difficile de rassembler, en temps égal, autant d'ouvertures sur ces maladies, qu'à l'époque où vous en faisiez la douloureuse étude, ce dont il est aisé d'acquérir la conviction, en se transportant au Val-de-Grâce* (1).

B. Ma tâche devient pénible. Messieurs. Enfin « Je ne me flatte point d'échapper « au sort commun ; n'importe; je sacrifie tout au désir d'être utile (1). Je ne

(1) Examen, 1.re Edition, pages 401 et 402.

(2) Idem, Préface, page V.

» suis point possédé de la chimère de l'im-
» mortalité. Je ne me flatte point de
» l'espoir d'être pris pour un génie. Mais
» puisque ma position est telle que je puis
» rendre un service à l'humanité, ma
» conscience m'ordonne de n'en pas per-
» dre l'occasion.

» L'application que j'ai tentée pen-
» dant long-temps des principes théori-
» ques les plus accrédités, aux observations
» qui s'offraient à moi dans la pratique,
» m'a fait d'abord soupçonner qu'ils
» étaient faux. Les faits avaient été la
» plupart mal observés; les conclusions
» qu'on en avait tirées étaient fausses et
» illusoires. Dès-lors, je me suis déter-
» miné à supposer que je ne savais rien
» en médecine. Il me fallait pourtant
» partir de quelques bases pour étudier
» les maladies internes. Eh bien! ces
» bases, je les ai puisées dans la chirurgie.
» Je me suis dit : l'inflammation doit être
» à l'intérieur du corps ce qu'elle est à
» l'extérieur. S'il existe des différences,
» elles ne peuvent dépendre que de la
» fonction des organes.

« Au bout d'un certain nombre d'an-
» nées employées constamment dans
» cette étude » (1), je suis arrivé aux résultats suivans :.....

D. J'ai une seule question à vous faire, M. Broussais, et je vous laisse continuer. L'inflammation est-elle la seule modification pathologique à laquelle nos tissus soient sujets ? Vos ouvrages font foi que vous le croyez ainsi. Vous vous mettez même fort à votre aise à cet égard, car vous ne voulez seulement pas examiner s'il est des inflammations qui pourraient exiger l'emploi des stimulans. Votre intention est de n'étudier ce sujet que sous un seul rapport. On *tonifiait* trop, moi je veux toujours affaiblir, avez-vous dit, sans doute en vous-même, *sans rechercher pourquoi certaines phlogoses externes, comme celles des yeux et celles de quelques plaies, préfèrent les stimulans aux adoucissans, ni si cela est vrai, ni quelles sont les exceptions* (2). Cette manière de procéder est très commode, il faut l'avouer.

(1) Examen, 2me. Edition, introduct., pages 2 et 3.

(2) Phlegm. chron., tome II, page 250.

B. PROPOSITIONS DE MÉDECINE.

Physiologie.

I.

« La vie de l'animal ne s'entretient que
» par les stimulants extérieurs ; (Brown)
» et tout ce qui augmente les phénomènes
» vitaux est stimulant.

II.

» Le calorique est le premier et le plus
» important des stimulants ; et s'il cesse
» d'animer l'économie, les autres perdent
» de leur action sur elle.

V.

» Le calorique met en jeu la puissance
» qui compose les organes . . . .
» . . . .

VI.

» La composition des organes et des
» fluides est une chimie particulière à
» l'être vivant. La puissance qui met cette
» chimie en action donne aux organes,
» en les composant, la faculté de sentir
» et de se mouvoir en se contractant.

» Sensibilité et contractilité sont donc » les témoignages ou les preuves de l'état » de vie.

VIII.

» La sensibilité et la contractilité étant » augmentées dans un point, le sont » bientôt dans plusieurs autres : c'est la » sympathie.

IX.

» La sympathie a lieu par l'intermé» diaire des nerfs.

XV.

» Toute stimulation, capable de pro» curer au cerveau une perception, par» court tout l'ensemble du système » nerveux de relation. Elle va donc se » répéter dans les membranes muqueuses, » d'où elle est encore renvoyée au centre » de perception, qui la juge d'après l'avis » des viscères auquel appartient la mem» brane muqueuse.

XX.

» L'assimilation est un phénomène du

» premier ordre, qui ne saurait s'expli-
» quer par l'action de la sensibilité et de
» la contractilité : on ne peut l'attribuer
» qu'à la puissance créatrice, et c'est un
» des actes de la chimie vivante.

XXV.

» L'embryogénie est l'ouvrage de la
» chimie vivante. La sensibilité et la con-
» tractilité conduisent l'embryon dans
» l'utérus ; la chimie vivante le déve-
» loppe et lui donne la sensibilité et la
» contractilité nécessaires. (Voyez VI.)

XXXI.

» Les nerfs ganglionnaires font servir
» la force vitale de l'animal à la chimie
» vivante, malgré l'influence de la vo-
» lonté; et quand la somme de cette force
» ne peut plus suffire aux deux grands
» ordres de fonctions, ils la détournent
» de celles de relation, pour la concentrer
» dans les fonctions nutritives. . . . .,

XXXXIII.

» Les actes sollicités par l'instinct sont
» souvent exécutés sans la participation

» du *moi*, et même dans son absence.
» Les exemples se trouvent chez le fœtus,
» chez l'endormi.

LX.

» Dans les saisons et les climats chauds,
» l'excitation arrive plus aux animaux
» par la surface extérieure que par les
» surfaces internes. Dans les saisons et les
» climats froids, l'excitation leur est plus
» donnée par les surfaces internes que par
» l'externe. La surface gastrique devient
» alors la principale voie d'excitation.

LXII.

» La santé ne s'altère *jamais sponta-*
» *nément*, mais toujours parce que les
» stimulants extérieurs destinés à entre-
» tenir les fonctions, ont cumulé l'exci-
» tation dans quelques parties, ou parce
» qu'ils ont manqué à l'économie, ou
» parce que l'économie a été stimulée
» d'une manière qui répugne à l'exercice
» des lois vitales.

LXIII.

» Certains modificateurs extérieurs
» diminuent les phénomènes de la vie

« dans les organes avec lesquels ils sont « en rapport ; mais la douleur qui se dé- « veloppe dans le lieu débilité, fait l'office « d'un excitant qui y rappelle les phéno- « mènes vitaux, tantôt dans un mode « favorable, tantôt dans un mode nuisible « à la conservation de l'animal. »

D. Permettez que je vous interrompe un instant, M.r B. Je ne saurais plus par où commencer, si j'étais réduit à n'attaquer votre doctrine que lorsque vous l'auriez complètement développée. Il faut que je vous combatte pied-à-pied. Vous êtes un adversaire plein de ruses, et si fort à la lutte, que vous me terrasseriez avant que j'eusse pu vous porter le moindre coup, si je n'avais la précaution d'affaiblir vos efforts, en les décomposant, et en en rompant la continuité par intervalle. Ce n'est pas toujours du côté de la force qu'est la raison; et pour m'exprimer moins éloquemment que vous, avec moins de véhémence, je n'en serai pas moins dans les voies de la vérité, peut-être.

D'abord, je vous félicite une seconde

fois, M. Broussais, d'avoir été *placé assez heureusement, pour vous rendre si utile à l'humanité.* C'est une bonne fortune dont il n'a pas été donné à tout le monde de jouir. Que n'avez-vous pu aussi être assez avantageusement placé, pour résoudre le fameux problême qui occupe, en ce moment, nos grands docteurs! Nous saurions à présent ce que nous avons à penser sur la *contagion* ou la *non contagion* de la fièvre jaune. C'eût été encore un service très-signalé que vous auriez rendu à cette pauvre humanité, qui vous a déjà tant d'obligations. Quel beau fleuron vous ajoutiez-là à votre couronne!..... Poursuivez, profitez d'une position si digne d'envie; et vous ne pouvez pas manquer de rendre votre nom immortel, quoique vous déclariez formellement que vous dédaignez la *chimère de l'immortalité.* Vous êtes doué, pour y parvenir, d'*une haute capacité, d'un zèle infatigable; vous êtes heureusement organisé, très heureusement placé;* au milieu d'un concours de circonstances si favorables, rien ne vous est impossible. D'où je conclus que ce n'est, sans doute, que par un excès de cette modestie, dont vous faites toujours profession, que vous annoncez n'avoir pas la *prétention d'être pris pour un génie.* Nonobstant cela, vous avez bien senti que le sceptre médical vous était dû, et vous n'avez pas balancé un instant pour l'arracher, sans coup-férir, des mains de ce pauvre Hippocrate, qui en est tout confus, et que nous avions eu la bonhomie, jusqu'à ce jour, de regarder comme un grand homme. Grâce à vous, nous savons à quoi nous en tenir à son égard; et vous nous avez suffisamment fait sentir le ridicule du culte que nous rendions à ce vieillard, qui, depuis tant de siècles, avait usurpé le titre de *divin*, et même à nos autres bons aïeux, dont vous avez su réduire le mérite à sa juste valeur, c'est-à-dire, à moins que *rien*. . . . . Oui, M. Broussais, vous avez paru, et soudain ces antiques idoles sont rentrées dans le néant. Les fausses lueurs qu'elles avaient répandues sur la science se sont éclipsées devant l'éclat majestueux de la lumière que vous versez sur elle par torrens. A votre aspect chacun a été frappé d'étonnement et d'admiration. *Conticuere omnes intentique ora tenebant.* Seulement quelques esprits malins et envieux ont voulu vous appliquer ce vers d'Horace :

Nec attinget cervice sidera.

Cependant, le génie médical, arrêté tout-à-coup dans sa marche, a reculé devant vous, effrayé de l'étendue du chemin qu'il avait parcouru dans le champ de l'erreur, et des conséquences épouvantables qui en ont été la suite, pour la malheureuse espèce humaine. L'édifice de la science médicale, dont les fondemens avaient été posés par Hippocrate, et qui, depuis vingt siècles, s'élevait au prix de tant de travaux, de tant de veilles et de tant de méditations, a été renversé par vos puissantes mains avec la même facilité qu'on briserait un de ces ouvrages fragiles de verre que l'industrie offre à la curiosité des hommes. Enfin, la révolution subite que votre apparition sur la scène médicale a produite parmi les médecins est digne de la contemplation du philosophe. Elle l'étonnerait davantage, s'il ne savait pas que l'homme est avide de nouveautés. D'un seul coup de votre baguette, vous avez fait crouler et réduit en poussière cette masse énorme de faits, dont l'observation et l'expérience de nos plus grands génies avaient enrichi la science. Vous avez enveloppé, dans le même désastre, l'hippocratisme, le galénisme, le stahlisme, et tous les systèmes de médecine qui avaient tour-à-tour régné dans la république médicale. Le brownisme, ce colosse médical, n'a pu résister à votre massue de fer..... et par un effet de votre magie, les fièvres essentielles n'ont plus été que des *êtres de raison.* Toutes les maladies, excepté une, (le scorbut) ont été ralliées à l'*irritation des voies digestives*, à la *gastro-entérite.* Enfin, vous nous avez prouvé, à votre manière, qu'il n'existe qu'une seule maladie, véritable *Prothée* pathologique, qui peut se préseuter sous mille formes diverses; mais qu'un médecin, imbu de la véritable doctrine physiologique, reconnaîtra toujours sans peine, sous quelques formes, sous quelques couleurs, en un mot, sous quelles apparences insidieuses qu'elle s'offre à ses yeux. Défions donc à présent ce *farfadet* morbifique. Qu'il vienne, s'il veut, escorté de *convulsions, d'un état comateux, de douleurs de toutes les façons, avec la langue ou rouge, ou blanche, ou jaune, ou noire.....* N'importe. Nous lui dirons : » c'est en vain que tu cherches à nous » surprendre, et à nous donner le change » par tes insidieuses métamorphoses; » nous savons qui tu es, et nos armes sont « toutes prêtes pour faire avorter tes » desseins pervers. «

B. « Trèves de plaisanteries; *ne soyez pas aussi hardi à verser l'ironie sur les principales bases de la médecine physiologique*(1). « Oui, Monsieur, » par le pur et simple effet de l'inflammation de la mu- » queuse de l'estomac et des intestins » grèles, l'un souffre de la tête, l'autre » se plaint du dos, un troisième de l'épi-

(1) Examen, 2me. édition.

» gastre, un quatrième de la gorge, un
» cinquième du milieu des membres, un
» sixième des articulations, le septième
» vomit, le huitième ne peut avaler, le
» neuvième est dévoré par la soif, le
» dixième accuse une vive sensibilité de
» l'épigastre, le onzième la rapporte à
» l'un des cotés; on en voit qui se plai-
» gnent d'un goût amer, d'autres d'une
» saveur fade ou aigre; certains sujets
» sont assoupis et indifférens sur leur
» sort; d'autres paraissent brusques, cher-
» chent la solitude et repoussent la con-
» versation, tandis que quelques-uns
» poussent des soupirs et mêmes des san-
» glots continuels, et exigent impérieu-
» sement les secours les plus minutieux.
» Tout cela peut, je le répète, exister à
» l'occasion d'une simple irritation gas-
» trique; mais si vous ajoutez la com-
» plication d'un catarrhe pulmonaire
» chez l'un, d'une phlegmasie vésicale
» chez un autre, une ophtalmie chez un
» troisième, la préexistence d'une inflam-
» mation articulaire chez un quatrième,

» la prédominence d'une irritation colique » qui produit la diarrhée chez un cin- » quième, et les variétés des évacuations » alvines plus ou moins bilieuses, mu- » queuses, sanguinolentes; une disposition » hémorrhagique chez un sixième, etc., » etc.; si vous joignez à tout cela les dif- » férences du pouls et de la chaleur, qui » sont également susceptibles d'une foule » de variations, il vous sera facile de conce- » voir que le médecin qui cherche dans » son malade une collection de symp- » tômes absolument identique avec celle » qu'il a prise pour prototype ou pour » modèle, ne parviendra presque jamais » à obtenir un diagnostic tel qu'il le » désire (1). »

D. Tudieu, M. Broussais, quel chaos! S'il en est ainsi, sans la précieuse découverte de la gastro-entérite, il faudrait renoncer à répandre jamais la moindre lumière sur la partie la plus essentielle de l'art de guérir, celle qui traite des signes des maladies; et je défie celui qui

(1) Examen, etc., 2me. édition, page 769.

n'est pas aussi persuadé que vous l'êtes vous-même, que toutes les maladies dépendent de l'irritation gastro-intestinale, s'il est honnête homme, d'oser continuer son état, et se charger d'un seul malade, après avoir lu le passage que vous venez de nous débiter avec tant de volubilité. Heureusement, vous avez applani le chemin et fait disparaître toutes les difficultés. Par vos belles découvertes, la pathologie est réduite à sa plus simple expression: admirable simplicité, qui met la *médecine à la portée de toutes les intelligences* (1); qui fait consister à deux ou trois articles toute la thérapeutique, ce chaos dégoûtant où les plus clairvoyans ne voyaient goutte avant vous, cet écueil où venaient échouer les plus célèbres praticiens. Je vous avouerai que je fus d'abord si enchanté de vos promesses, qu'il s'en fallut bien peu que je ne vinse me ranger sous votre bannière. Il ne me manquait qu'une chose: votre *conviction*, que vous ne faites pas toujours partager aux autres, et que je cherche

(1) Examen, 2.me Édition, page 496.

vainement depuis, auprès des malades......
Sans quoi, mon penchant pour la paresse l'aurait emporté; car cet art, si difficile jadis, devenait un jeu d'enfant. *Gastro-entérite, sangsues ou saignées, eau froide ou chaude* (1); voilà toute la pathologie et la thérapeutique. Je n'avais plus qu'à oublier tout ce que j'avais appris, à fermer tous les livres, même les vôtres, M. Broussais, et, avec ces faibles notions, exercer mon état en toute sureté de conscience. Convenez, Messieurs, que c'est un avantage immense pour le praticien délicat, chargé du poids énorme de la confiance publique, et de la responsabilité de la vie des hommes! Un malade se présente: vous avez une *irritation* ou *inflammation, c'est même chose. Mais, Monsieur, j'ai de la fièvre : — c'est encore une irritation fixée dans la muqueuse gastro-intestinale, une gastro-entérite, si vous l'aimez mieux.* — Monsieur, j'ai la bouche amère ou fade; je suis altéré, ou j'ai de la répugnance pour les liquides;

(1) Leçons, etc., page 137.

je suis brûlant ou froid, fort ou faible. — N'importe, je vous l'ai dit : *gastro-entérite, gastro-entérite*, et le traitement arrive tout seul....... Mais ce n'est pas de tout cela qu'il s'agit. Expliquons-nous.

I.re PROPOSITION.

Etes-vous bien sûr, M. Broussais, que les *stimulans extérieurs seuls entretiennent la vie?* Il faut le croire, puisque vous n'y mettez pas le plus petit doute. Je lis pourtant votre XLIII.e proposition, où il est question des *animaux endormis et des fœtus*, dont il ne faut pas, au reste, confondre absolument le mode d'existence; et je me dis puisque la vie de l'animal ne s'entretient que par les stimulans extérieurs, d'où vient que les animaux Hybernans vivent assez long-temps sans l'influence de ces agens externes? Si je ne me trompe, vous avez déjà répondu à ma question dans votre XIV.e proposition. En ce cas, ma conclusion est que votre I.re proposition est trop générale, trop exclusive.

Au surplus, je vois avec plaisir, Monsieur, qu'en commençant vous vous réconciliez avec M. Brown, qui n'était point votre ennemi, tant s'en faut, puisqu'il vous avait offert son alliance, que vous vous étiez empressé d'accepter, en vons rapprochant de ses principes. La seule différence, c'est que, partant du même point l'un et l'autre, vous vous tournez tout de suite le dos et marchez en sens opposé.

V.e Proposition.

Le Calorique met en jeu, etc.

Holà, M. Broussais, vous voulez nous surprendre, je crois; le calorique joue donc le rôle le plus important dans l'organisation des corps animés? Que vous a donc fait le *principe vital*, pour le chasser sans raison de son domaine, et lui substituer le *calorique*, la *chimie vivante*, la *puissance créatrice*, grands mots avec lesquels il nous faudra faire connaissance? Y verrons-nous plus clair dans les mystères des phénomènes vitaux? Mais pour vous établir chef de secte, il a fallu tout renverser, tout innover; et vous avez cru devoir réléguer le *principe* vital au rang de ces vieilleries, enfans du radotage de nos bons aïeux, *à qui l'on fait trop d'honneur lorsqu'on leur suppose la plus petite dose d'intelligence* (1). Fi! ces gens-là admettaient des *entités morbides* que vous avez reconnues pour être des chimères, et supposaient des *succès de traitement*, dont vous avez constaté la fausseté. Cependant, avec ce principe vital que vous ridiculisez tant, nous savions au moins à quoi nous en tenir, et nous n'avions à faire qu'à un pouvoir suprême, régulateur des actes vitaux. A présent, ce n'est plus de même; vous établissez un vrai *triumvirat* pour exercer cette haute dignité. Tantôt c'est le calorique que vous investissez fort gratuitement du *pouvoir créateur;* bientôt après, ce n'est plus lui, c'est une *puissance* de votre invention qu'il vous a plu de nommer *créatrice.* (Propositions VI et XX.) Enfin, dans la XXVe proposition,

(1) Examen, 2me. édition, page 750.

c'est la *chimie vivante* que vous chargez de ces nobles fonctions. Bien plus, si je ne me trompe, vous êtes quelquefois fort embarrassé de cette autorité, et vous la faites exercer tantôt par un organe ou par une autre (XV.e proposition); tantôt ce sont les *nerfs ganglionnaires qui font servir* (sciemment, sans doute,) *la force vitale*, (qui n'est pas le *principe vital*, tant s'en faut; on n'en parle plus.) *de l'animal à la chimie vivante;* tantôt c'est l'estomac qui est le sens interne, régulateur de l'économie, (CCXC) et vous lui prêtez l'*intention* de chercher des voies de guérison par des crises. (CCXCIV.e et XXXI.e propositions.)

Franchement, M. Broussais, quel est le premier moteur? ..... Je crois vous avoir compris : c'est le calorique, n'est-ce pas, qui met en *jeu la puissance créatrice*, laquelle, à son tour, *met en action la chimie vivante?* ..... C'est entendu; vous allez plus loin que les vitalistes. Ce n'est plus un principe régulateur; vous lui accordez une faculté créatrice; enfin, vous êtes matérialiste. Le *calorique*, dans votre système, détrône la *divinité*. C'est bon à savoir.

Il paraît que ce changement de mots, pour représenter les mêmes objets, n'est qu'une ruse de guerre. Car, entre nous, *votre puissance créatrice*, *votre calorique* pourraient bien être pris pour le principe vital, puisqu'ils en ont tous les attributs, plus, ceux d'un pouvoir créateur. Cela est si vrai, qu'on n'a qu'à consulter, pour s'en convaincre, vos propositions XX.e, XXIII.e et même la XXV.e, où vous faites *donner*, peut-être par inadvertance, *la sensibilité et la contractilité* à l'embryon, *par la chimie vivante*, qui n'était qu'en troisième ligne plus haut. Il serait possible que vous l'eussiez fait à dessein, pour ne pas perdre l'habitude d'être en contradiction avec vous-même, à moins que, selon votre théorie, la *chimie vivante* ne joue dans le fœtus, jusqu'à son expulsion de la matrice, le même rôle que remplit la *puissance créatrice*, laquelle déposséderait la première au moment de cette expulsion; ce qui serait plaisamment imaginé.

Encore une ou deux explications, et je vous rends la parole, M.r B.; ne vous impatientez pas. Je vous ai laissé parler tout à votre aise : chacun à son tour. Vous vous défendrez ensuite. Je ne doute point que vous ne trouviez facilement des raisons pour me confondre. Mais, au nom de Dieu, ne tonnez pas à votre ordinaire; ne criez pas à l'*ontotagie;* ne mettez pas en jeu toutes les batteries de votre logique ambiguë. Le bruit me fait peur, et je ne serais plus en état de continuer la discussion, si vous me traitiez sans pitié, comme certains de vos confrères, et si vous vous présentiez à moi, armé de ces expressions hardies, figurées, de cette éloquence de tribune, qui ne sont, le plus souvent, que les adroits auxiliaires du mensonge, et non les interprètes de la raison.

Vous avez dit quelque part, je n'en ai pas perdu la mémoire, et c'est dans votre dernier ouvrage, que les *gastro-entérites sont beaucoup plus fréquentes pendant les grandes chaleurs de l'été et dans les pays méridionaux, que sous l'influence d'une température froide;* vous ajoutez que *l'impression du froid est débilitante.*

Cependant, vous faites naître toutes les gastro-entérites citées (Ire édition, Examen, etc., page 196 et suiv.), *de l'impression du froid sur la peau;* et dans la LX proposition, *vous avancez que dans les saisons et les climats froids, l'excitation est plus donnée aux animaux par les surfaces internes que par l'externe; que la surface gastrique devient alors la principale voie d'excitation.* Or, dans cette disposition, où sont alors les voies gastriques, un degré de stimulation de plus doit, ce me semble, y développer la *gastro-entérite.* Donc, etc. . . . .
Je devine ce que vous allez me répondre : vous n'êtes jamais en peine. Votre *gastro-entérite* doit se trouver partout, sous toutes les latitudes, sous l'influence des modificateurs quelconques, chez tous les individus. Il fallait donc lui assigner les causes les plus diamétralement opposées.

Ainsi, dans les climats *chauds*, *c'est l'excitation de la peau qui se répète sur la muqueuse gastrique;* dans les climats froids, c'est *le refoulement des forces vitales et du sang qui exalte l'action organique* (1); et de cette façon vous savez tout faire tourner à votre profit.

Vous pourriez aussi bien vous tirer d'affaire autrement, toujours selon vos principes :

Le froid débilite, diriez vous; mais *la douleur* qui se *developpe sur le point débilité* (LXIII proposition), *se répète* dans *les voies gastriques, d'où résulte l'irritation*, *etc.*....

D'ailleurs, avant d'exercer dans le *Frioul*, vous *n'aviez rencontré que rarement des phlogoses gastriques* (2): bonne nouvelle qui doit réjouir les habitans des pays froids. Or, vous ne vous trompez jamais; et de plus il convenait de vous mettre à l'abri du reproche d'avoir méconnu ces phlegmasies; ainsi, au risque de

(1) Examen, etc., 1re. édition, page 198.

(2) Phlegmasies chroniques, tome 2, page 10.

voir, par la suite, vos ennemis *vous opposer cette déclaration formelle*, il entrait dans vos vues alors de tirer bien vite, de vos observations, *pour le besoin du moment*, cette conclusion générale que les gastro-entérites sont beaucoup plus fréquens dans les pays chauds que dans les pays froids, où vous veniez d'exercer votre art; vous étant réservé tout bas, *le cas y échéant*, de nier cette *conclusion, d'attaquer votre véracité, la vérité de vos propres observations, ou de protester que vous n'aviez pas osé dire toute votre pensée* (1).

En vain, vous opposerait-on encore que *le froid ajoute aux puissances réparatrices du calorique, et augmente les forces générales*; qu'il en *résulte*, par conséquent, *un surcroît d'activité vitale dans les fonctions organiques* (2); et que, *chez un homme en sueur, la peau peut tout-à-coup être tonifiée par le froid* (3)........

(1) *Loco cit.*

(2) Examen, etc., 1re. édition, page 68.

(3) Id. id. id. 260.

B. « Monsieur, j'ai corrigé cette expression dans ma seconde édition, page 112; » j'ai substitué, au mot *tonifiée*, le mot » *resserrée*, et j'ai ajouté, page 68, que le » *froid affaiblit et diminue l'irritation de* » *l'organe cutané*.

D. Tout cela ne prouve rien, sinon qu'il vous est permis de dire le *pour* et le *contre* sur le même objet. Continuez, M.[r] B.

B. « LXXIV. La nature de l'exaltation » communiquée est la même que celle de » l'exaltation primitive. C'est l'exaltation » des phénomènes qui atteste l'état de » vie. »

D. Je crois qu'il y a ici une faute typographique. Il fallait, ce me semble, *attestent;* sinon, je ne comprends pas votre pensée.

Vous admettez donc *différentes natures d'exaltations?* En ce cas, pourquoi ne pas vous expliquer plus clairement. Si vous avez voulu dire simplement qu'il y a toujours *exaltation* des phénomènes vitaux dans le point sympathiquement exalté ou irrité, comme dans celui qui l'est primitivement, à quoi bon placer ici le mot *nature*, qui jette de l'obscurité sur votre pensée? Si, au contraire, vous voulez reconnaître des *exaltations ou irritations de différentes natures*, alors faites-nous connaître en quoi consistent ces différences, et à quels signes nous pourrons distinguer les irritations les unes des autres. Dans une doctrine nouvelle, on ne doit établir que des principes évidens, énoncés avec précision. La clarté est le premier mérite d'un bon système. Affecterez-vous une irritation spéciale à chaque tissu? Alors *le mode* d'irritation dont peut être susceptible le *tissu fibreux*, ne sera pas identique, c'est-à-dire de la même *nature* que celui du *tissu sereux* ou du *muqueux*, ou du *parenchymateux*, Ainsi, par exemple, lorsque vous reprochez à M. Laënnec, tout exprès pour le trouver en défaut, sans doute, vous souciant fort peu de l'effet que va produire sur le lecteur l'expression que vous employez; lorsque vous lui reprochez, dis-je, *qu'il n'a point fait mention du transport de l'affection rhumatismale qui phlogose les valvules et les bourlets tendineux des orifices* (du cœur), *les rétrécit et produit l'anévrisme* (1), ou lorsque vous employez cette autre expression : *le transport d'une irritation rhumatismale occasione quelquefois la supernutrition du cœur* (2). Vous avez, je pense, entendu parler d'une *affection* particulière, spécifique, *sui generis*, d'une *entité*, enfin, puisqu'il faut le dire, nommée *rhumatisme*. « Autant vaudrait nous dire qu'une *phlegmasie articulaire* existe dans cet or» gane (le cœur). »

B. « Monsieur, je le dis ici, il n'y a » point de médecin assez stupide pour » prétendre insinuer une pareille absur» dité (3). »

D. Cependant, Monsieur, c'est ce que vous semblez vouloir *insinuer* vous-même par les phrases que je viens de citer. Mais alors prenez y garde, vous tombez dans

(1) Examen, 2me. édition, page 758.

(2) Idem, idem, 678.

(3) Idem, idem, 497.

la même erreur que vous reprochez aux auteurs qui sont en butte à votre critique un peu amère ; vous êtes entraîné, malgré vous, vers les *cachexies*, les *diathèses*, les *vices*, *etc.* de tous genres, que vous repoussez avec tant d'indignation ; or, c'est précisément ce qui vous est arrivé. En voici la preuve : cette *exaltation*, dites-vous, *qui ne change pas de nature en se déplaçant, peut se porter, se répéter dans d'autres systèmes, ou d'autres appareils plus ou moins éloignés*, (LXXXIV proposition) d'où il résulterait encore que *l'exaltation, ou irritation, ou affection rhumatismale, par exemple, ou celles dites goutteuses, pourraient se réfléchir, sans changer de nature, tout aussi bien sur une muqueuse, une séreuse, comme sur un tissu parenchymateux.* Donc, etc.

« A ces signes, on reconnaîtra, sans
» peine, que la théorie n'est pas changée,
» mais seulement traduite, et que *l'hu-*
» *meur goutteuse* ou *rhumatismale*, ou
» les *entités* qui les représentaient, et
» allaient autrefois attaquer tels ou tels

» tissus, sont ici remplacées par des *irri-*
» *tations* de ce nom (1).» Donc, l'on peut conclure que ces dernières ne représentent, *dans le fait*, que les mêmes affections, les *cachexies* ou *diathèses*, *des premiers nosologistes*, *mutato nomine*(2). D'ailleurs, cette modification particulière des propriétés vitales, qui donne lieu à *l'irritation* des tissus organiques, est, pour vous, une espèce de *magicienne*, à qui vous faites opérer les plus grandes merveilles; et l'on peut dire que, dans votre doctrine, le seul mot *irritation* exprime toutes les *entités pathologiques* imaginables.

B. « J'ai soutenu que la plupart des ma-
» ladies dépendent de l'irritation, mais je
» n'ai pas prétendu qu'elles en fussent
» toutes le résultat. L'asphyxie complète
» est une abirritation ; et d'ailleurs notre
» doctrine n'est point intitulée la doctrine

---

(1) Examen, 2me. édition, page 496.

(2) Examen, 1re. édition, page 383.

» de l'irritation, mais la doctrine physio-
» logique (1).»

D. Qu'importe le titre, M. Broussais, si le fond de l'ouvrage est établi sur l'irritation? Il n'y a qu'à le lire pour apprécier le mérite de ces réflexions.

Lisons la page 389 de la première édition de l'Examen, etc., et vous tirerez vous-même les conséquences. «Tel est l'état
» précis où j'ai trouvé la doctrine des ir-
» ritations organiques; et le résultat de
» mes premiers essais est non-seulement
» d'avoir déterminé la nature de plusieurs
» nuances totalement ignorées, mais en-
» core de les avoir rapportées aux diffé-
» rens tissus où elles peuvent se dévelop-
» per . . . . Je commençai par
» me dire à moi-même : s'il est vrai,
» comme *Bichat* en a donné la preuve,
» que chaque ordre de vaisseau a sa ma-
» nière de sentir et de vibrer dans l'état
» physiologique, pourquoi ces différences
» ne persisteraient - elles pas dans l'état
» pathologique; et ne constitueraient-elles

(1) Examen, 2me. édition, page 707.

» pas autant de maladies qui se rallient
» au *phénomène de l'inflammation?* Tel
» fut l'important problême dont je me
» proposai d'abord la solution.........»

B. « Ce qu'il y a de démontré pendant
» la vie, Monsieur, c'est l'irritation or-
» ganique, son mode inflammatoire, hé-
» morrhagique, nerveux ou lymphati-
» que (1). »

Vous vous amendez, M. Broussais, et nous commençons à voir un peu plus clair dans votre doctrine, depuis ces deux dernières explications. Mais alors tout change de face. Sans doute, ces quatre *modes divers d'irritation* ne sont pas *identiques*, et le traitement qui est applicable à chacun d'eux ne doit pas l'être non plus. Ainsi, nous introduirons encore dans notre thérapeutique les *anti-spasmodiques*, les *apéritifs*, les *diurétiques*, peut-être, etc., à côté des anti-phlogistiques. Cependant, est-ce bien franchement que vous nous donnez ces explications? N'avez-vous pas là dessus, une *arrière-pensée jésuitique*,

(1) Examen, 2me. édition, page 700.

et, en dernière analyse, ne réduisez-vous pas vos quatre modes d'irritation à un seul, en les ralliant tous à l'inflammation? Voilà ce que vous nous apprenez partout dans vos ouvrages; de sorte que votre profession de foi, sur cet article, est purement illusoire : elle n'est plus qu'une subtilité qui doit, au besoin, vous aider à sortir d'embarras. Faut-il le prouver? D'abord, lorsque vous êtes forcé de vous expliquer cathégoriquement, vous ne nous accordez qu'avec beaucoup de peine la rare faveur de classer l'*asphyxie complète* parmi les *abirritations*. Nous pourrions y ajouter encore le *scorbut*, mais sans plus. Tandis que vous répétez sans cesse que l'*irritation* constitue toutes les maladies, la *débilité* même, en réveillant la *douleur* dans la partie qui en est frappée, fait l'office d'un *excitant*, et y rappelle l'*irritation* (LXIII proposition.) *Les gastro-entérites*, dites-vous, *compliquent toutes les maladies aigues, et toutes les irritations chroniques y aboutissent* (1). Je ne sais pas,

(1) Leçons de M. Broussais, etc., page 219.

enfin, si votre doctrine ne mérite pas le nom de doctrine exclusive de l'irritation. Mais ce dont on sera forcé de convenir, en parcourant vos écrits, c'est que le *mot irritation doit rallier tous les médecins à la vraie théorie de la grande majorité des affections pathologiques* (1); que toutes les maladies du cerveau, de la poitrine, du bas-ventre, ne sont que des *irritations*; que toutes les *dégénérescences des tissus organiques*, les *tubercules* et autres, les *productions accidentelles*, sont le résultat de l'inflammation (2); que, chez les noyés, chez tous les asphyxiés, *lorsque l'asphyxie n'est pas complète*, dans tous les cas de mort subite, par quelles causes que ce soit, l'irritation de la muqueuse gastrique se développe spontanément; *car l'expérience vous a appris que toutes les angoisses peuvent occasionner, même en très-peu de temps, la congestion irritative, qui est*

---

(1) Examen, etc., Ire. édition, page 328.

(3) Examen, 2me. édition, 2me. vol., chap. de l'anatomie pathologique.

le premier degré de la gastro-entériet (1). Et enfin, que la règle qui vous sert à juger le mérite d'un auteur, c'est le traitement qu'il adopte. Celui-ci n'est-il pas antiphlogistique? L'auteur est dans l'erreur. « Je ne parlerai pas de son traitement, « dites-vous, en parlant de M. Laënnec, « dès qu'il n'est point celui de l'inflam- » mation, il est vicieux (2); » d'où l'on voit que votre doctrine pourrait être appelée même la *doctrine de l'inflammation*; car irritation est, dans votre langage, synonyme d'inflammation; et, outre le passage que je viens de citer, je peux dire que Bordeu aurait mérité vos éloges, s'il n'avait pas distingué l'une de l'autre. «Selon lui, toute fièvre dépend de » l'inégale distribution des forces; elle » prend son origine dans l'*irritation* d'un » viscère. Jusque-là, c'est fort bien; mais » cette *irritation* n'est point rapprochée » de l'*inflammation* : l'auteur l'en distin-

(1) Examen, 2me. édition, page 758.

(2) Idem, idem, page 711.

» gue très expressément (1). » C'est en quoi il n'est pas d'accord avec vous, et vous en concluez qu'il était encore dans l'erreur. . . . . Enfin poursuivez, M.r B.

B. (LXXV) « L'exaltation d'un ou de » plusieurs systêmes organiques, d'un ou » plusieurs appareils, détermine toujours » la langueur de quelqu'autre système » ou appareil.

(LXXVI) » La diminution de vitalité » d'un systême ou d'un appareil entraîne » souvent l'exaltation d'un ou plusieurs » autres, et quelquefois leur diminution.»

D. Oh! pour le coup, la ruse est trop à découvert dans ces deux propositions. Ce *quelquefois* est merveilleusement placé, précédé d'un *souvent* également souligné, et pour cause. Il me semble pourtant que vous tournez là dans un cercle vicieux. Voyons : « L'excitation n'est jamais uni- » forme dans l'économie animale. » (LXI proposition).

Cette exaltation partielle détermine

(1) Examen, 2.e édition, page 339.

toujours la langueur de quelqu'autre système ou appareil. (LXXV proposition) *Cette langueur partielle entraîne souvent* (pourquoi pas *toujours* ici, car le second cas est identique avec le premier) *l'exaltation d'un ou plusieurs autres systèmes ou appareils, et quelquefois leur diminution* (LXXVI proposition). Encore une fois, pourquoi le mot absolu *toujours* plus haut (LXXV), si *quelquefois* il arrive le contraire? Mais il faut que vous soyiez exclusif en tout, par système, avec la prudente précaution pourtant de mêler, à vos propositions générales, des exceptions, adroitement placées çà et là, afin de n'être pas pris dans vos propres filets en certaines occasions. Par la proposition LXXVI, vous vous êtes menagé, avec habileté, le moyen de sortir d'embarras, dans le cas où l'on vous adresserait cette question : savoir si la diminution partielle de vitalité pourrait entraîner la langueur générale, ou si celle-ci ne pourrait jamais exister primitivement; vous imaginant, peut-être, qu'on ne s'apercevrait pas de l'opposition qui se trouve entre la LXXV proposition et la LXXVI : première contradiction.

Mais, la diminution de vitalité dans une partie y développe de la douleur (LXIII proposition), par conséquent de l'exaltation ; donc, ce ne serait plus *souvent* ni *quelquefois* seulement, mais *toujours*, qu'elle devrait entraîner l'exaltation d'un ou plusieurs systèmes : 2.e contradiction. Prouvons qu'il y en a une troisième entre les propositions LXXII et LXXXI. Celle-ci porte *qu'une congestion morbide passive est le produit de la diminution partielle de la vitalité*, quoique cette diminution, encore une fois, dût produire de la *douleur*, et par conséquent une *congestion active*. . . . . .

Mais, admettons avec vous cette *congestion passive*, et arrêtons-nous y un instant. Les tubercules ne sont donc pas toujours le produit de l'inflammation d'une muqueuse voisine? Il y a donc des engorgemens passifs? Alors, comment avez-vous pu avancer, avec tant d'assurance, ce qui est consigné dans les propositions CLXVIII, CLXX, CLXXXII, CLXXXVIII, CLXXXIV, et ce que vous avez dit, page 690 et suivantes, dans la seconde édition de l'Examen, etc.

Congestions passives! M.r B., c'est un aveu qui vous est échappé à votre inçu ; il n'y a pas de doute. Quelle arme pour vos adversaires! — On ne peut avoir toujours l'esprit tendu, me direz-vous, et l'œil sans cesse aux aguêts. Comment faire face à tout. — J'en conviens : voyez pourtant les conséquences! .... Ce qui est supposé possible, vous dira-t-on, peut être vrai une fois, deux fois, souvent ;.... d'autres vous accuseront d'être Boerhaaviste, d'avoir pris cette idée chez les médecins de la secte des mécaniciens, etc., etc. Pour votre honneur, M.r B., retranchez ces mots d'une troisième édition, sans quoi, votre belle doctrine de l'*irritation* reçoit un terrible échec, par l'adoption des *congestions passives*. Vous trouveriez même bien des médecins qui, quoique moins exclusifs que vous, n'accueilliraient pas très-favorablement vos *congestions passives;* et qui se serviraient de vos propres argumens, pour être autorisés à les faire disparaître d'un traité de pathologie; et vous ne sauriez en douter, car vous n'avez pas oublié, je pense, ce que vous avez dit et répété sur les engorgemens tuberculeux et autres, sur toutes les congestions quelconques et sur les hémorrhagies même, qui sont *toujours actives* au détriment des *prétendues hémorrhagies passives*, auxquelles certains auteurs surannés voulaient faire usurper une partie du domaine exclusif des premières?

Au surplus, pourquoi discourir si longuement, Messieurs, sur cette opposition, qui se rencontre assez souvent entre les opinions et les principes de l'auteur dont nous nous occupons? Ne sait-on pas que M. Broussais de la page 36, n'est plus le même que M. Broussais de la page 30? que ce célèbre écrivain se *dépouille souvent du vieil homme pour se revêtir de l'homme nouveau, éclairé et corrigé.* Soutenir le *pour* et le *contre* en même temps, c'est le vrai moyen d'être rarement pris en défaut : c'est là votre plan, M.r B.; vous ne vous en écartez pas, et bien vous faites, je ne dis pas pour votre gloire, mais pour votre profit et celui de vos imprimeurs. Saisisez donc l'occasion aux cheveux : elle est favorable : profitez-en. Vos ouvrages ont un débit assuré; on se les arrache des mains, parce qu'on croit toujours y trouver quelque chose de nouveau, et les explications satisfaisantes, que l'obscurité qui régnait dans vos précédens écrits avait laissé à désirer. On reconnaît bien, mais trop tard, la vanité des espérances que l'on avait conçues, en achetant une nouvelle édition, bien volumineuse; n'importe, on s'engage, petit à petit, avec vous, dans un vaste labyrinthe, d'où nous aurons de la peine à sortir vous et nous-mêmes.

Revenons à notre *congestion passive*, que j'ai encore sur le *cœur*. Qu'en faites-vous donc, M. Broussais? vous n'en dites plus rien, ou presque rien, dans tout le cours de votre ouvrage; vous ne daignez pas nous apprendre ce qu'elle devient, quels en sont les résultats. Enfin, vous nous en avez dit un mot, en passant, pour prouver, au besoin, que vous n'avez pas oublié d'en parler, de même que nous avions déjà lu, entre deux parenthèses, dans votre première édition de l'Examen (1), cette très-courte réflexion : *(ceci soit dit, sans nier les engorgemens non inflammatoires).* J'entends; ce n'est pas votre fait : vous ne vous occupez que de l'*irritation* et de ses *produits.* Vous faites bien observer, quelque part (2), que les *tubercules et certains engorgemens* demeurent *passifs*, *muets* un certain temps; que bientôt ils se réveillent, que l'inflammation survient autour, et qu'alors les suppurations, les dégénérescences de toutes les façons arrivent comme de plus belle. Mais ces *engorgemens*, ces *tubercules*, vous le dites positivement, ont été, en premier lieu, l'effet d'une inflammation des muqueuses attenantes....... Ainsi,

(1) Page 221.

(2) Prolégom. Phlegmasies chroniques, pages 21 et 23.

vous êtes convaincu de n'avoir pas fait mention de ce que deviennent ces *congestions primitivement passives*, que vous faites paraître furtivement une seule fois sur la scène, pour les plonger à jamais dans le néant. Que répondez-vous, M. B.?

B. « Lisez, Monsieur, la LXXXII proposition, et vous saurez ce que je pense des effets de cette congestion passive. « La » congestion passive peut désorganiser, » mais beaucoup moins que l'active. »

D. Cette proposition vague n'explique rien dans votre doctrine, et même elle se trouve en opposition avec elle. Au reste, vous ne pouvez pas nous donner cette très-succincte proposition, pour le développement complet d'une idée qui établirait une classe de maladies dont vous n'aviez pas encore osé parler, de peur de gâter votre *belle doctrine de l'irritation*. Passons condamnation, pourtant; je suis généreux, comme vous voyez; seulement je désirerais apprendre par vous-même quels sont les phénomènes qui résultent de *l'exaltation d'un ou plusieurs systèmes organiques, d'un ou plusieurs appareils.*

B. LCIV. « Si les irritations sympathiques que les principaux viscères déterminent dans les organes sécréteurs, exhalants et à la périphérie, deviennent plus fortes que celles de ces viscères, ceux-ci sont délivrés de la leur, et la maladie se termine par une prompte guérison. Ce sont les crises. Dans ce cas, l'irritation marche de l'intérieur à l'extérieur. »

D. Cette explication est très-claire. L'irritation alors *marche de l'intérieur à l'extérieur.* Nul doute en cela : telle chose est parce qu'elle existe. Je vois avec plaisir que ce sont vos argumens favoris; que partout vous établissez, avec la même force de démonstration, des vérités semblables. Sans aller plus loin, nous pouvons en trouver des exemples dans vos XCI, XCII et XCIII propositions. Je vous sais bon gré encore de reconnaître des crises, *les unes complètes, les autres incomplètes.* (XCV proposition) Les troisièmes fausses. (XCVI proposition) Vous n'aviez pas toujours pensé de même, non plus que sur les diathèses, dont vous ne niez plus l'existence, témoins bien des passages de votre dernière édition, et particulièrement votre XCVIII proposition. Il paraît que vous prenez des sentimens un peu *plus humains* envers *ces êtres* sur lesquels vous aviez versé d'abord tout le fiel de votre colère; car, vous souvenez-vous bien d'avoir lancé l'anathême suivant, dans un moment de mauvaise humeur? *La crise n'est pas un être fait exprès pour terminer une maladie d'irritation, ou, comme on dit vulgairement, une fièvre.*

B. Lisez les pages 215 et 216 de l'ouvrage que vous venez de citer. et vous saurez qu'elle est mon opinion sur les crises. « Si » la force vitale ne suffit pas pour détruire » la concentration qui s'est faite dans les » viscères profonds, et repousser l'action » vitale vers la périphérie, la crise ne » viendra point. Il est donc imprudent de » l'attendre, d'autant plus qu'on est sûr » de la produire en appaisant l'irritation

» qui la retarde. Elle sera moins active
» à la vérité; mais qu'importe : son inten
» sité est subordonnée à celle de l'excita-
» tion qui règne encore dans l'économie
» au moment où la douleur vient à cesse
» dans les viscères. Ainsi, fièvre de peu
» de durée, crise violente, fièvre prolon
» gée, crise presqu'insensible.....

» Mais il n'est pas écrit, dans le livr
» du destin, qu'une prétendue fièvr
» gastrique doive durer quatorze ou vingt-
» un jours (1). Les irritations n'ont poin
» de durée ni de marche fixes : l'une et
» l'autre sont déterminées par l'idiosyn-
» crasie, et par l'influence des modificateurs
» qui agissent sur les malades. » (XCVII
proposition).

D. Je crois vous comprendre, M. Broussais; la crise se fera si les *irritations sympathiques* des exhalans et des sécréteurs *prédominent*; et elle ne se fera pas, si *la force vitale ne suffit pas pour détruire la concentration*. Enfin, ou la crise s'opérera, ou on l'attendra vainement l'un ou

(1) Examen, 1re. édition, page 217.

l'autre. Tout ceci est bien trivial. Cependant, la *force vitale* (ne prononcez jamais le principe vital) *suffit quelquefois, sans doute, pour détruire la concentration.* Elle y travaille donc, si vous me permettez de parler ainsi. En ce cas, il s'agira de savoir, lorsqu'elle ne suffit pas, pourquoi elle se trouve dans cette impuissance, quels seraient les moyens de lui communiquer ce surcroît de force qui lui manque, ou de la fortifier indirectement, en modérant l'activité de l'ennemi qui l'obsède, ou, enfin, en rétablissant l'équilibre des fonctions. C'est bien là ce que nous avaient enseigné nos bons pères, dans leur ignorance et leur simplicité.

G. Ces conséquences sont un peu tirées par les cheveux, mon cher D. Voici quelques explications qui vous satisfairont, j'espère. On lit : (page 201) (1) « Mais, nous » prenons le cas le plus simple, c'est celui » où l'*irritation gastrique n'a que le* » *degré d'activité nécessaire pour entre-* » *tenir* un mouvement fébrile de sept à

(1) Examen, etc, Ire. édition.

» quatorze *jours*, qui se termine avec
» une sortie plus ou moins brusque des
» excréments, une sécrétion copieuse de
» bile, quelquefois même un rétablisse-
» ment un peu actif de la transpiration.»
Voilà ce qu'a voulu dire M. Broussais,
sans chercher à expliquer si l'on doit quelquefois favoriser ces évacuations.

D. Vous êtes malheureux dans vos citations, mon ami, car vous venez précisément de prouver en ma faveur. 1° Vous le mettez en contradiction avec ce qu'il a avancé plus haut, pages 214, 217, et dans la XCVII proposition; 2.° vous démontrez la justesse de mes conséquences; 3.° c'est que ce n'est pas une question si oiseuse, que de chercher à savoir s'il est des cas où l'on pourrait compter sur ces évacuations critiques, si on doit les favoriser; et s'il en est d'autres où il serait imprudent de les attendre; d'où l'on peut inférer que M. Broussais aurait eu tort de dédaigner ces recherches, et qu'elles méritaient bien qu'il en fît l'objet de ses méditations, d'autant mieux qu'il n'ignorait pas qu'une *maladie d'irritation, vulgairement appelée fièvre*, a, quoiqu'il ait dit le contraire ailleurs, une marche réglée, et peut se terminer spontanément par des crises. Vous venez de citer un passage qui confirme mon assertion, et, puisque j'en ai d'autres sous les yeux en ce moment, je vais vous les faire connaître. Les voici : *D'ailleurs, la forme de gastro-entérite, simulant la fièvre dite bilieuse, quoiqu'abandonnée à elle-même, se termine, du troisième au quatorzième jour, par des selles abondantes, des urines copieuses, des sueurs, etc., enfin, par des crises* (1). Certes, je ne vous aurais pas averti d'où j'ai tiré cette phrase, que ce langage particulier vous aurait décélé son auteur. *La forme de gastro-entérite simulant la fièvre dite bilieuse!* Que j'aime cette périphrase! *Fièvre bilieuse :* fi! c'est trop court, c'est trop simple. Ainsi, au lieu de dire : *fièvre muqueuse*, nous dirons : *cette forme de gastro-entérite simulant la fièvre dite muqueuse*,

(1) Leçons de M. Broussais, page 101.

ou *cette forme de gastro-entérite, avec complication ou excès de sécretion muqueuse* (1), et ainsi pour les autres prétendues *fièvres essentielles.* Vous voyez que cette nomenclature en vaut bien une autre. . . . . Mais revenons à mes citations :
« Quand l'inflammation parvient à son
» *summum*, qui a lieu, terme moyen, du
» *neuvième au quatorzième jour, etc...*,
» (2) ce refoulement est suivi d'un mou-
» vement d'expansion avec fièvre, dont la
» durée est de *douze heures, de vingt-*
» *quatre heures*, ou *de sept à neuf jours*,
» selon le degré d'irritation. . . . .
» Enfin, cette irritation se calme avec un
» rétablissement impétueux *des sécrétions*
» ou une *hémorrhagie*, et le malade *est*
» *rétabli* (3). (CCXXIII proposition)
» Chaque accès régulier de fièvre inter-
» mittente est le signal d'une gastro-en-
» térite, dont l'irritation est transportée
» sur les exhalants cutanés, *ce qui pro-*

(1) Examen, Ire. édition, pages 217 et 218.

(2) Phlegmasies chroniques, Prolégom., page 11.

(3) Examen, 1er. édition, page 198.

» *duit la crise.*» Je citerais bien encore les *déplacemens des irritations intermittentes et rémittentes, et leur terminaison par des métastases critiques* (CCXXI), mais, en voilà assez pour m'autoriser à tirer cette conclusion : que M. Broussais reconnaît une marche réglée *aux irritations générales ou locales*, et leur terminaison favorable par des *évacuations critiques*. Mais je me garderais bien d'affirmer qu'il attribue ces crises aux efforts salutaires d'un *principe conservateur*, parce qu'il pourrait se fâcher contre moi de ce que je le rapprocherais trop des Stahliens, des Vitalistes et des Hippocratistes de tous les temps.

B. Je rends hommage à ce *principe, que je nomme tantôt nature, tantôt force vitale* et *tantôt autrement*, en cent endroits de mes ouvrages. Bien mieux, je reproche aux Anglais de le méconnaître, car je leur dis : « qu'ils ne connaissent » point l'expectation; que, semblables à » Brown, qu'ils imitent parfaitement en » ce point, ils ne font pas à la nature l'hon-

» neur de la croire susceptible de quelque » effort salutaire ; que l'art doit opérer » dans leur système (1); qu'ils mécon- » naissent les ressources de l'économie » vivante qui tend incessamment au réta- » blissement de l'équilibre, toujours rom- » pu dans l'état d'inflammation (2). »

Je dis encore ailleurs : « Supposons qu'un » tonificateur de profession parvînt à » communiquer au tissu qui commence » à s'enflammer......, une tonicité ca- » pable d'empêcher la congestion ou » l'exhalation ; qu'en résulterait-il, s'il » existait un grand besoin d'évacuation ? » que la *force vitale* agirait à l'instant » sur un autre tissu. Supposez qu'il pré- » servât encore celui-ci, un troisième » serait menacé...... On ne pourra pas » soutenir que la *force vitale générale* » soit en défaut, puisqu'elle fait son pos- » sible pour éliminer les matériaux su- » perflus qui la tourmentent (3). » Lisez

---

(1) Examen, etc., 2me. édition, page 251.

(2) Idem, page 257.

(3) Idem, idem. 108.

encore ce que j'ajoute, à ce sujet, idem ; pages 115, 116, 118, 119, 130 et 131 ; de plus : « La cause ou le miasme qui pro-
» duit les charbons et les pustules mali-
» gnes, tend à détruire la vie dans le lieu
» où elle est appliquée ; mais la *puissance*
» *vitale développe* une inflammation dans
» ce même lieu (1)..................,
» Et les cas de guérison (par les stimu-
» lants) ne prouvent autre chose que *la*
» *puissance de la vie, et la multiplicité*
» *des ressources qu'elle déploie, pour*
» *nous défendre contre les agens qui*
» *menacent notre existence* (2).

» N'est-il pas évident que les forces
» nerveuses, subitement réveillées dans
» ces moments d'alarme (dans les cas
» d'exténuation subite des parties exter-
» nes), sont les agens de cette expolia-
» tion (3)? L'hémorrhagie est-elle poussée
» au-delà du besoin de l'économie, le
» principe conservateur, qui veut la vie

(1) Idem, idem. 131.

(2) Idem, idem. 102.

(3) Idem, idem. 117.

» à quelque prix que ce soit, appelle vers
» les organes principaux, destinés à la
« conserver, les fluides des organes secon-
» daires (1).

» Tous ces désordres (les phénomènes
» morbides qui se développent chez les
» scorbutiques) sont faciles à produire,
» parce que les tissus du corps sont plus
» mous, plus fragiles, comme si la chimie
» vivante, ou cette force qui veille à
» maintenir nos parties dans la composi-
» tion la plus favorable au parfait exer-
» cice de nos fonctions, était moins puis-
» sante dans l'économie (2). » Vous voyez, Monsieur, que je vous ai accablé de citations, pour vous prouver que votre accusation tombait à faux.

D. J'en conviens, M.r B., vos citations sont nombreuses, et j'en pourrais être étonné; mais je n'en suis ni accablé, ni découragé, car je ne m'avoue pas vaincu, et je crois toujours que vous méritez le même reproche que vous adressez aux

(1) Examen, etc, 1re. édition, page 64.

(2) Examen, 2me. édition, page 573.

Anglais : je le prouve en vous renvoyant d'abord à votre CCLXII proposition.

B. Je vais m'expliquer.....

D. Arrêtez : je connais votre habileté pour vous tirer d'un mauvais pas. Mais, un moment ; je ne vous tiens pas quitte de citations, à mon tour, qui vont puissamment étayer mon accusation. Avant tout, je veux faire remarquer avec quelle adresse vous évitez de désigner, par le nom de *principe vital*, cette puissance conservatrice, que vous multipliez sous diverses dénominations, quoique cela vous donne un air de ressemblance avec les *Vitalistes*, qui l'ont tantôt appelée *âme*, (Stahl), tantôt *archée* (Van-Helmont). La plaçant, *comme vous*, soit dans la région épigastrique, soit dans les différens organes, soit encore dans *le fluide nerveux* (Hoffmann), soit dans les nerfs (Cullen) (1). Vous préférez même employer, dans votre dernière citation, une très-longue périphrase que je ne pourrais pas prononcer sans respirer deux fois au moins.....

(1) Examen, 2me. édition, page 39.

Voyons actuellement mes citations : 1° *Les méthodes naturelles que l'on applique aux maladies aiguës, ne sont presque jamais naturelles, ... parce que la pratique est fondée sur la prétendue nécessité de seconder des intentions de la nature, qui ne sont que de pures suppositions* (1). Je sais bien que vous employez adroitement ici, et à dessein, le mot *intention*. Cet artifice n'ôte rien à la force de mes preuves, puisque, outre les phrases que vous venez de citer, et qui démontrent bien que vous prêtez des intentions à la nature, à la chimie vivante, etc., vous prêtez également à l'estomac celles de *chercher des voies de guérison par les crises* (CCXCIV proposition), et vous nous annoncez (CCXC proposition) que *l'estomac est le sens interne régulateur de l'économie.*

2.° « Tant que l'on *supposera* la né-
» cessité d'une série de phénomènes, pen-
» dant un temps donné, pour l'élabora-
» tion et l'expulsion d'une matière; tant

(1) Examen, 2me. édition, page 372.

» que l'on s'imposera l'obligation de *res-*
» *pecter ou d'aider ce travail*, la prati-
» que n'aura jamais des règles *positives* (1).

» 3.° Mais l'idée d'un effort de la na-
» ture résistant à une cause destructive,
» introduite dans les humeurs, n'en res-
» tait pas moins prédominante ; mais le
» danger de contrarier des efforts conser-
» vateurs et des crises salutaires, ne ces-
» sait point d'obséder la plupart des mé-
» decins et de paralyser leur thérapeu-
» tique (2).

» Les maladies abandonnées à l'auto-
» cratie de la nature sont trop souvent
» funestes (3).

En est-ce assez, Monsieur, et faut-il chercher d'autres exemples, pour prouver que vous ne croyez pas du tout à un *principe conservateur*, *à une force vitale générale*, *qui fait son possible pour éliminer les matériaux superflus qui la tourmentent* (4); qui lutte contre la théra-

(1) Examen, 2me. édition, page 374.

(2) Idem, idem, 34 et 35.

(3) Idem, idem, 396.

(4) Idem, idem, 108.

peutique perturbatrice d'un tonificateur de profession (1); enfin, *qui veille à maintenir nos parties dans la composition la plus favorable au parfait exercice de nos fonctions?* Vous voilà donc convaincu, comme les Anglais, de ne *point connaître* l'expectation; *d'être semblable à Brown*, *que vous imitez parfaitement en ce point; de ne pas faire l'honneur à la nature de la croire susceptible de quelqu'effort salutaire* et de vouloir, dans votre système, *que l'art opère.*

Oui, l'expectation n'est pas de votre goût; vous le répétez souvent, et vous ne pouviez pas manifester, d'une manière plus forte, votre répugnance pour l'*Autocratisme* qu'en nous disant qu'il est aussi pernicieux que le *Brownisme;* car, Dieu sait ce que vous pensez de ce système, auquel vous vous *conformez* pourtant *en un point!* . . . . Vous savez d'ailleurs « qu'il y a autre chose à faire, dans » les maladies fébriles, que *d'attendre paisiblement*, et en *tâtant le pouls*, une

(1) Idem, idem, idem.

crise par les sueurs, les hémorrhagies et les selles (1). Cela est positif : il faut saigner, appliquer des sangsues à l'épigastre, *sine sufficit*, saigner encore ou réappliquer des sangsues jusqu'au blanc; que si quelque mal-avisé venait vous dire qu'il s'est fort bien trouvé, très-souvent, de tenir les malades à la diète, dans ces sortes de cas, de les soustraire à l'influence des agens stimulans, et que cette méthode prudente est presque toujours la meilleure; que, *lorsque les maladies aiguës sont bien développées, la nature peut les guérir seule, si l'on écarte les modificateurs qui pourraient l'en empêcher* (2); qu'on *ne saurait contester, à M. Pinel, la gloire d'avoir montré que plusieurs manies récentes guérissent par les seules forces de la nature* (3); qu'Hippocrate et l'expérience ont démontré que certaines fièvres intermittentes du printemps guérissent sans aucun secours, etc., etc.,

---

(1) Examen, 2me. édition, page 753.

(2) Idem, idem, 371.

(3) Idem, idem, 537.

jetez aussitôt l'épouvante dans son âme, en prononçant cette sentence terrible : *que, sur plusieurs centaines de cas, débutant avec les symptômes d'une fièvre angio-ténique, cinq ou six, tout au plus, se terminent favorablement, tandis que tout le reste* (qui n'est pas peu de chose) *subira les transformations gastriques, adynamiques ou ataxiques, si on laisse d'abord marcher la maladie* (1). Le sectateur de l'Autocratisme pourrait bien vous répondre que, sans doute, vous avez joué de malheur de rencontrer précisément, *tout seul*, dans votre pratique, *plusieurs centaines de ces cas;* que lui et bien d'autres ne peuvent pas dire comme vous. Tout cela ne vous empêcherait pas de persister dans votre opinion, et à moi de conclure de tout ce qui précède, *qu'il est de la nature de l'homme d'être inconséquent* (2); et que vous admettez et n'admettez pas tout ensemble l'Autocratisme; que vous reconnaissez et

(1) Examen, 2me. édition, page 439.

(2) Idem, idem, 338.

ne reconnaissez pas les crises favorables, et une marche régulière dans les maladies; et que vous êtes, sur ces divers points, comme sur tant d'autres, en perpétuelle contradiction avec vous-même. Encore une fois, *fiat lux*, M. Broussais...... Mais poursuivons M.r B.

B. CX proposition. « Les irritations in- » tenses de tous les organes sont cons- » tamment transmises à l'estomac au » moment de leur début. Il en résulte « inappétence, altération de la couleur de » la langue et du mucus lingual. Si l'ir- » ritation de l'estomac s'élève au degré » de l'inflammation, on voit les symp- » tômes de la gastrite; et, comme le cer- » veau est plus irrité, il développe à un » plus haut degré les sympathies qui lui » sont propres, et peut même s'enflam- » mer. »

CXI. « Les irritations intenses de tous » les organes sont transmises au cœur...... » De là, résulte la fièvre, qui est consi- » dérée ici d'une manière abstraite et » générale. »

D. Ah! voilà toute votre doctrine, M.r B. : elle est renfermée en entier dans ce peu de mots. Vous prétendez nous prouver que ces deux propositions sont autant de vérités incontestables. Y êtes-vous parvenu? je vous le dirai à la fin de cette discussion. Ce qui me paraît démontré, jusqu'à présent, ce sont les efforts que vous faites pour établir votre doctrine, le désir que vous manifestez de la consolider, la chaleur avec laquelle vous la défendez, la virulence de vos sarcasmes contre ceux qui ne pensent pas comme vous. Mais ce ne sont pas là des preuves irréfragables, n'importe; vous posez en fait ce qui est en question; vous érigez en certitude ce qui est encore à prouver; et vous partez de ces suppositions pour vous élever à vos considérations pathologico-physiologiques. Voilà, je crois, ce qu'on peut appeler une pétition de principes.

Au reste, êtes-vous bien convaincu, vous-même, de la vérité de cette assertion : que *les irritations intenses de tous les organes sont constamment transmises à l'estomac, au moment de leur début?* Vous n'ignorez pas pourtant que « *Hunter* » *a fort bien observé que les péritonites,* » *même lorsqu'elles prédominent sur les* » *intestins* et sur les parenchymes de » l'abdomen, laissaient ordinairement la » *membrane interne du canal digestif*...... » *sans aucune trace d'inflammation.* » Aussi, est-ce à cet *auteur* que nous » sommes redevables des premières bonnes » *distinctions sur le siége des phlegma-* » *sies* (1) ». Vous voyez, M.r B., qu'une plus longue expérience aurait dû précéder vos conclusions; l'expérience nous fera donc apprécier leur mérite réel: attendons.

B. Je me flatte qu'elle parlera en ma faveur; j'en ai la certitude.

« Les irritations, transmises au cerveau » et à l'estomac par un organe enflammé, » diminuent quelquefois, malgré la per- » sistance de l'inflammation qui les avait » excitées, et ces deux viscères repren-

(1) Examen, 2me. édition, pages 299 et 300.

» nent leurs fonctions pendant que le
» cœur continue d'être vivement irrité
» et d'entretenir la fièvre. » (CXV)

D. M.r B., voici encore un de vos tours. Vous voulez, je pense, tenir en réserve un moyen d'expliquer les bons effets des toniques, ou autres remèdes dans certains cas, et peut-être encore de rendre raison de l'absence, dans plusieurs affections morbides, des signes qui indiquent l'irritation du cerveau et de l'estomac, et des traces de leur inflammation lorsqu'on les explore sur les cadavres.

Mais avec quelle répugnance vous faites à l'expérience des siècles des concessions qui vous sont arrachées par la force de la vérité, et qu'on n'avait pu obtenir de vous dans vos précédens écrits!..... Ces *organes* (le cerveau et l'estomac) *reprennent leurs fonctions; mais ils ne laissent pas que d'être irrités organiquement: leur irritation est toujours près de l'inflammation* (CXVI proposition). Enfin, ils restent dans un état de *prédisposition, d'opportunité* (Brown)....... On dirait que votre dernière édition de l'*Examen*, *etc.*, a été écrite dans l'intention de vous justifier sur le reproche d'être trop exclusif! Aussi, les concessions dont je viens de parler ne sont pas les seules que l'on trouve dans cette seconde édition. Enfin, « il ne faut » pas désespérer de votre conversion. » Encore quelques sacrifices à l'amour- » propre, et nous aurons en vous un » *Eclectiste* des plus distingués (1). »

B. CXXVI. « Toute souffrance extrême... » engorge le cerveau, et tend à développer » l'inflammation dans la pulpe, dans la » pie-mère et dans l'arachnoïde. Or, la » souffrance de l'estomac est la plus cruelle, » et toutes les autres la produisent. Il n'y » a donc jamais de gastro-entérite sans » un degré quelconque d'irritation céré- » brale. »

D. Cette proposition est aussi exclusive que la CXXIV, qui précède. Puisque cette gastro-entérite se trouve partout, je veux en avoir le cœur net, M. Broussais; et je vous déclare que, si vous ne me four-

(1) Examen, 2me. édition, page 758.

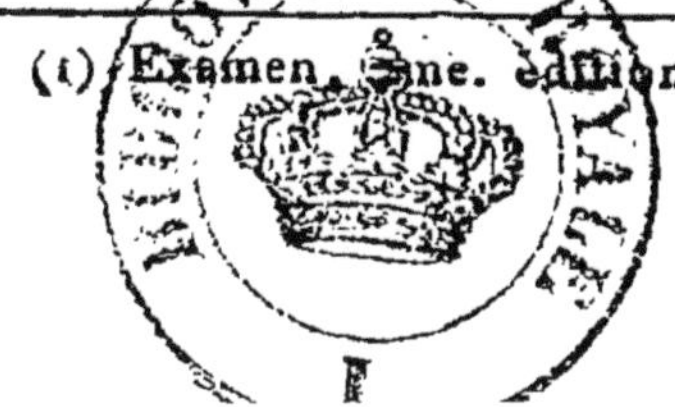

nissez pas un moyen assuré de la reconnaître chaque fois qu'elle existera, je serai tenté de croire que vous vous êtes trompé, lorsque vous l'avez vue ou cru voir partout, ou bien que vous nous en imposez à dessein.

B. Monsieur, il est bien facile de vous satisfaire.

CXXXVII proposition. « La gastro-en-» térite se reconnaît par les sympathies » qu'elle développe, savoir : les organi-» ques, rougeur et chaleur des ouvertures » des membranes muqueuses et de la peau; » altérations des sécréteurs de la bile, de » l'urine et surtout du mucus; 2.° les re-» latives, qui sont les douleurs de la tête » et des membres, l'aberration de la fa-» culté de sentir et de juger.» D'ailleurs, la gastro-entérite se reconnaît encore « à » un surcroît de sensibilité de la muqueuse » (1); à une douleur et une chaleur à » l'épigastre (2), *même à la rougeur et*

(1) Phlegmasie chronique, page 9.
(2) Leçons, etc., page 15.

» *la tumeur* (1); à la soif, qui en est un
» symptôme constant (2); à la stupeur
» (3); au météorisme; à la rougeur, la
» sécheresse de la langue, qui est quel-
» quefois brune (4); au délire, qui est en
» raison directe de l'irritation de l'appa-
» reil alimentaire (5); à l'un des symptô-
» mes les plus évidents de la gastrite, qui
» est la constipation avec ou sans vomis-
» sement (6).

» (CXXXII) Enfin, la gastro-entérite se
» présente sous deux formes : avec prédo-
» minance de phlegmasie gastrique, avec
» prédominance d'entérite. La douleur
» gastrique, le refus, le rejet des ingesta,
» ou la difficulté de les supporter, ca-
» ractérisent la première; la faculté de
» satisfaire la soif, la rapidité de l'ab-
» sorption des liquides appropriés, sont
» les signes de la seconde : les autres signes

(1) Leçons de M. Broussais, etc., page 84.
(2) Idem, idem, 127.
(3) Idem, idem, idem.
(4) Idem, idem, 130.
(5) Idem, idem, 132. Phlegm. chron.
(6) Idem, idem, 101.

» sont communs, à très-peu de chose » près.»

D. Nous serions trop heureux, M.r B., si la gastro-entérite se montrait toujours à visage découvert, et fesait connaître sa présence par les signes que vous venez d'énumérer. Il s'en faut bien pourtant qu'ils soient pathognomoniques de cette terrible maladie, vrai fléau de l'espèce humaine.

1.° Quoique vous en disiez (1), *les membranes muqueuses, qui sont les sens internes et l'un des morbiles naturels* des sympathies, soit organiques, soit de relation, ne développent pas celles-ci chaque fois qu'elles sont enflammées; car *la tunique interne des intestins grêles n'est douée presque d'aucune sensibilité de relation, puisqu'elle peut supporter la plus violente inflammation, et présenter à l'autopsie des invaginations, ou intus-susceptions, sans que l'on y rapporte une douleur déterminée* (2).

(1) Voir CXXVI et XIII prop.

(2) Examen, 2me. édition, page 487.

2.° *Les sympathies organiques peuvent exister sans les sympathies de relation* (LXXXVII proposition). *L'excès des sympathies organiques peut occasionner une mort rapide* (XC). *La douleur locale n'est pas inséparable de l'inflammation, même intense* (C). Cette douleur *varie selon le degré de sensibilité de l'individu* (CI). *Nous l'avons vu : il y a des exemples d'inflammations fébriles, désorganisatrices, même mortelles, sans douleur du lieu phlogosé* (1). *L'inflammation excite souvent plus de douleurs dans les parties où les irritations sympathiques se manifestent que dans son propre foyer ; les inflammations des membranes muqueuses de l'estomac, des intestins grêles et de la vessie en offrent des exemples journaliers* (CII). La soif et la stupeur n'existent pas toujours. *Le météorisme est un symptôme commun à la péritonite ; et il y a des individus chez lesquels la rougeur, la sécheresse ou la couleur brune de la lan-*

---

(1) Phlegm. chron., page 44.

gue n'existent pas (1). Le délire n'est pas un symptôme constant. Je sais bien que vous me direz *que la douleur constringente est inséparable de la phlogose, même chronique, de l'estomac* (2). Mais la C proposition, et les gastrites insidieuses de *Corbolin*, *Guinal*, *Venter*, *Humbert*, dont nous avons fait mention au commencement de cette discussion, vous prouveront qu'une *phlogose*, même aiguë, de l'estomac, peut exister sans douleur constringente ni autre; ce qui détruit, en outre, votre assertion que *la souffrance de l'estomac étant la plus cruelle*, doit développer des sympathies de relation plus intenses que celles de toute autre partie (CXXVI).

Vous voyez, M.r B., que vous ne nous avez dit encore rien de bien clair sur la séméiologie de la gastro-entérite; et que ceux qui ne vous croiront pas sur parole, et qui, d'après votre seule affirmation, ne seront pas disposés à admettre que

(3) Page 130, Leçons, etc.

(4) Phlegm-chron., page 151.

toutes les maladies commencent par la gastrite ou y aboutissent, seront toujours fort embarrassés pour reconnaître son existence, s'ils veulent s'en rapporter aux signes que vous lui affectez; car, vous voyez que c'est un vrai chaos ; l'obscurité augmente bien plus encore, si l'on rapproche les CX, CXXVI, CXXXVIII et XC propositions, pour en retirer quelques notions plus claires sur cette matière. *Les irritations sont constamment transmises à l'estomac* (CX). *La souffrance de celui-ci est la plus cruelle* (CXXVI). *Il y a pourtant des désorganisations, des sympathies organiques mortelles* (XC), *sans sympathies de relation, quoiqu'il n'y ait jamais de gastro-entérite, sans un degré quelconque d'irritation cérébrale* (CXXVI), *quoique les irritations de tous les organes soient transmises au cerveau* (CIX), *et que l'irritation du cerveau, élevée ou non au degré de la phlégmasie*, produise le délire, les convulsions, etc. (CXXXVIII).

Au surplus, *ne savez-vous pas que tous*

les symptômes sensibles à l'extérieur ne sont que des symptômes dont l'intensité varie à l'infini? En effet, à égalité de lésion organique locale, l'un a beaucoup de symptômes, et l'autre en manifeste fort peu, selon le degré de leur irritabilité (1). Ce qui est très-décourageant, encore une fois, pour le médecin qui n'a pas une foi assez robuste pour vous croire sur parole, à l'égard de votre gastro-entérite, en laquelle vous réduisez toutes les fièvres.

B. Oui, CXXXIX « *Toutes les fièvres* » *essentielles* des auteurs se rapportent à » la gastro-entérite : ils l'ont tous mé» connue.

» CXXXVIII. Les gastro-entérites qui » s'exaspèrent, arrivent toutes à la stu» peur, au fuligo, à la lividité, à la féti» dité, à la prostration, et représentent » ce qu'on appelle fièvre putride, ady» namique, typhus; celles dans lesquelles » l'irritation du cerveau devient consi» dérable, qu'elle l'élève ou non au degré

(1) Examen, 2me. édition, page 711.

» de la phlegmasie, produisent le délire»
» les convulsions, etc., et prennent le nom
» de fièvres malignes, nerveuses, ataxi-
» ques (1).

D. Allons, voilà que, d'un seul trait de plume, vous venez d'effacer les fièvres essentielles d'un cadre nosologique. Ce ne sont pas les seules maladies que vous ralliez à la gastro-entérite, il y en a bien d'autres, ... mais c'est ici votre grand cheval de bataille...... « Personne, dites-
» vous, *n'avait appris* avant moi que les
» fièvres prétendues essentielles ne pussent
» avoir une autre cause que l'inflamma-
» tion de la muqueuse gastro-intestinale. »
(CXL) Il y a beaucoup de prétention et de jactance dans cette assertion. Est-elle absolument vraie? Oui, en la présentant dans un sens aussi exclusif que vous l'avez fait. Et c'est précisément cette manière générale et absolue de considérer la gastro-entérite comme la *cause unique* de toutes les fièvres essentielles, que l'on est en droit de vous reprocher. S'il ne s'agit, au con-

(1) Examen, 2me. édition, page 119.

traire, que de l'influence importante que l'estomac exerce dans beaucoup de maladies, et surtout dans la plupart des *fièvres dites essentielles*, on pourrait vous la contester; quant à moi, je ne suis point jaloux de votre gloire, et je vous crois sur parole. Mais, si je voulais être l'écho des autres, je vous dirais que, pour établir vos prétentions, à cet égard, d'une manière incontestable, il faudrait anéantir les ouvrages de *Baglivi*, de *Van-Helmont*, de *Stahl*, de *Fernel*, de *Screta*, de *Rega*, de *Pujol*, de *Prost*, de *Tommasini*, et ceux de *Cœlius-Aurelianus, de la secte des Méthodistes, et même encore les écrits des plus célèbres médecins depuis Hippocrate, lesquels ont attribué la fièvre* à l'inflammation (1). Enfin, ceux de *Hunter, à qui nous sommes redevables des premières bonnes distinctions sur le siége des phlegmasies, distinctions dont on a su profiter pour l'avantage de la science, et qui, plus tard, ont conduit notre Bichat, qui avait encore tiré parti des*

(1) Leçons, etc., page 117.

idées de M. Pinel, aux considérations de son anatomie générale (1).

J'ajouterais que l'on n'ignore pas, puisque vous l'annoncez vous-même, que vous avez puisé vos idées sur les phlegmasies dans cette anatomie générale; et que Tommasini pourrait bien vous avoir mis sur la voie, puisque ce n'a été que dans le Frioul que vous avez commencé à vous raviser sur la complication de l'inflammation avec presque toutes les maladies qui s'offraient alors à votre pratique; que si les auteurs qui vous ont devancé n'ont pas réussi à se faire entendre et applaudir, comme vous, c'est que, sans doute, ils ont crié moins fort, et ont moins persévéré, étant plus modestes, et n'ayant pas la vanité de croire qu'ils avaient toujours raison contre tout le monde; que, lorsque leurs écrits ont paru, les esprits n'étaient pas encore disposés à accueillir les idées qu'ils renfermaient, de sorte qu'elles n'ont pu germer dans un terrain peu préparé à recevoir cette semence. Quoiqu'il en soit,

(1) Examen, 2me. édition, page 300.

laissons là ces contestations, qui ne sont pas, dans cette discussion, l'affaire principale. Il s'agit à présent de la sentence que vous prononcez sans pitié contre les *fièvres essentielles*. C'est ce qui m'afflige. Quoi! il faut renoncer à la croyance de nos ancêtres! En vérité, c'est attaquer le culte de nos pères dans sa partie la plus importante. Quel crêve-cœur pour ces pauvres praticiens, qui se verront obligés de faire amende-honorable sur leurs fautes passées, et de regarder comme non avenu tout le temps qui s'est écoulé pour eux dans l'ignorance de *la doctrine de l'irritation* dite *physiologique;* pour ceux qui à grands frais, ont orné leur bibliothèque des meilleurs auteurs des siècles passés dont ils compulsaient, chaque jour, les pages *prétendues* savantes. Hélas! ces ouvrages précieux ne seront plus que de la pâture pour les vers et les rats! Quoi! plus de *fièvres essentielles*, M. Broussais! Grâces! grâces! je vous prie, pour quelques-unes. . . . . Vous êtes sourd à mes réclamations, je le vois bien, et déjà vous jetez sur moi un regard de mépris, dont vous gratifiez tous les misérables ontologistes...... Patience! C'est pourtant bien douloureux, lorsqu'on remonte vers les époques les plus brillantes de la médecine ancienne, que l'on contemple les travaux, les recherches, les observations de tant de savans, dont les résultats sont nuls pour la science; et que l'on se voit réduit à faire de tous ces écrits, obtenus au prix de tant de veilles, un *auto-da-fé littéraire.* On se demande toujours, avant de faire un si grand sacrifice, si la concordance qui règne entre cette multitude d'observations, faites en des lieux divers, en différens temps, et chez des individus de tous les sexes, de tous les âges, de tempéramens opposés, de professions diverses, soumises à des agens morbifiques différens, par des médecins qui suivaient divers systèmes, professaient des doctrines contraires, employaient des médications opposées, dans les mêmes cas pathologiques, ne prouve pas, avec la dernière évidence, que la nature a affecté, à chacune de ces fièvres, des caractères particuliers qui servent à les distinguer entr'elles, et de toute autre affection morbide? *Car, la nature, toujours uniforme dans ses opérations, ne cesse jamais de nous représenter les mêmes faits* (1).

Tout cela ne vous ébranle pas, Mr B., vous êtes inexpugnable, retranché derrière votre doctrine de l'irritation dite physiologique. « Les principes théoriques les » plus accrédités sont faux, vous écriez-» vous (2); *les doctrines médicales adop-» tées, avant la mienne*, dans les écoles » d'Europe, étaient un mêlange confus » de toutes celles qui avaient régné de-» puis le berceau de la médecine Je me » suis convaincu que les faits ont été, » pour la plupart, mal observés, puisque » les conclusions qu'on en avait tirées » étaient fausses et illusoires (3). » Eh bien! puisque voilà votre dernier mot,

---

(1) Préface de l'Hist. des Phlegm. chroniq.

(2) Examen, etc., 2me. édition, page 2.

(3) Idem, idem, 1.

je me résigne. Ce n'est pas ici le lieu, ni je n'ai pas le loisir de pénétrer plus avant, sous ce rapport, dans la discussion. Je ne prononce point entre Carthage et Rome; et je livre, non sans quelque regret, ces infortunées fièvres essentielles à leur malheureux sort, et à toute la rigueur de votre condamnation contre elles. Passons à autre chose.

B. « Les dénominations transmises par » les anciens auteurs, comme représen- » tatives des maladies, . . . ne constituent » pas des maladies réelles, mais des grou- » pes de symptômes arbitrairement for- » més. Quel que soit le groupe de symp- » tômes, les formes qu'il revêt en se » défigurant, sont toujours subordonnées » à l'influence des modificateurs. Mais » parmi les formes diverses que peut » revêtir une maladie, qu'elle sera celle » que choisira le nosologiste, pour créer » son modèle? Prendra-t-il celle qui se » présente quand la maladie est aban- » donnée à la nature? Dans ce cas, il en » aura plus d'une; car les phénomènes

» morbides auxquels on n'oppose aucune
» entrave, se déploient, le plus souvent,
» sur plusieurs organes qui sont succes-
» sivement affectés; et voilà plusieurs
» entités pathologiques qui se confondent
» avec celle que l'on nous donne pour la
» principale (1).

» Supposons maintenant que le nosolo-
» giste ait choisi son modèle parmi les
» maladies dont l'art a interrompu et
» diversifié la marche. Oh! pour lors, ce
» modèle cessera d'être applicable à tous
» les autres cas (2).....»

D. On avait dit et répété avant vous que les diverses circonstances de l'âge, du sexe, des lieux, des Idiosyncrasies, et que l'influence de tous les agens qui nous entourent, apportaient des modifications dans le développement, la marche et la terminaison des maladies. Schwilgué avait fait observer, avec tous les esprits judicieux, que le médecin n'a jamais que des *individus à traiter*, et qu'il était fort

---

(1) Examen, etc., 2me. édition, page 395.

(2) Idem, idem, 396.

rare que des maladies de la même espèce fussent absolument identiques. Ne sait-on pas que chaque maladie est composée d'élémens différens; qu'il est toujours difficile, pour ne pas dire impossible, de lui assigner un caractère constant et simple? — Mais gardons-nous de faire une application trop absolue de ce principe; nous tomberions dans un dédale inextricable. Cessez donc de subtiliser, M. Broussais; la nature est là; sa marche invariable et constante n'a jamais dévié de la route qui lui a été tracée de toute éternité. Contemplez-là, non dans les détails, mais en grand, d'un œil assidu, sans prévention, l'esprit dégagé de toute idée exclusive, et vous vous convaincrez, sans peine, qu'infiniment variée dans chaque individu, elle ne les a pas moins moulés sur un certain nombre déterminé de types primordiaux, dont les traits caractéristiques, affectés à chacun d'eux, servent à distingner les espèces. L'habitant du Groënland ressemble-t-il parfaitement à celui de la Circassie? Le Caraïbe ne présente-t-il pas des différences remarquables avec l'Européen? Cependant on est convenu, et avec raison, de les placer ensemble dans la même case d'un cadre de classification des animaux, et nous ne sachons pas qu'on ait jamais sérieusement pensé à y placer l'*Orang-Outan* ou le Pithèque. La concordance des résultats auxquels sont arrivés les médecins observateurs, dont je viens de parler plus haut, prouve la vérité de ce que j'avance sur la marche constante et uniforme de la nature, que vous reconnaissez d'ailleurs; et il est aisé de faire l'application de ce que je viens de dire à la classification des maladies.

Au reste, vous ne serez pas écouté, M. Broussais, parce que l'expérience parle contre vous, lorsque vous oserez affirmer *que les maladies abandonnées à la nature sont très-souvent funestes, et que le médecin qui voudra s'en rapporter aux ressources de la nature, verra se multiplier les catastrophes funestes, etc.* (1).

(1) Examen, 2me. édition, pages 395 et 396.

Je soutiens, au contraire, que ce ne sera qu'en scrutant la nature dans ses procédés *non contrariés*, que l'on pourra se faire des idées nettes sur les diverses maladies qui assaillissent l'espèce humaine.

Mais, revenons à votre *gastro-entérite.*

En vérité, M.r B., dans la chaleur de la conversation, je n'avais pas d'abord compris que vous divisez votre *gastro-entérite en simple et en compliquée.*

Cette phlegmasie, maladie unique, universelle, de laquelle naissent et à laquelle aboutissent toutes les maladies, *moins une*, ce pivôt sur lequel doivent tourner la pathologie et la thérapeuthique, la *gastro-entérite*, enfin, n'est pas toujours simple : elle est quelquefois compliquée! En ce cas, quelle est la cause de ces complications? En quoi consistent-elles? Quelle influence ont-elles sur la gastro-entérite simple? Quelles modifications apportent-elles au développement, à la marche, aux symptômes, au traitement de celle-ci? Vous devez avoir, sur tout cela, une arrière-pensée, que vous avez eu garde de nous faire connaître. Pas le plus petit mot d'explication dans la première ni dans la seconde édition de l'Examen, etc.; plus on s'enfonce dans la lecture de vos ouvrages, plus on voit que la matière s'embrouille. C'est un chaos: tâchons d'y répandre quelque lumière.

Je vous l'ai déjà fait observer: il sera difficile de vous comprendre parfaitement, si vous ne fixez pas le sens positif que vous donnez aux mots *irritation* et *inflammation*. Bien que, dans vos écrits, vous paraissiez quelquefois les employer sous une acception différente, plus d'une fois aussi, vous vous servez indifféremment de l'un et de l'autre. Il en résulte que ces deux mots sont absolument synonymes pour vous. Cela me paraît reconnu sans contestation; si non, je vous accable de citations pour et contre, et à la fin je vous donne ma conclusion, ou la vôtre plutôt, conforme à ce que je dis......... Il paraît que le voile que vous avez étendu sur tout ce qui a trait à ces deux états particuliers de nos divers tissus: *irritation* et *inflammation*, vous a aidé merveilleusement à sortir de plusieurs mauvais pas. Vous devez vous féliciter, chaque jour, de vous en être servi, quoique, plus d'une fois vos raisonnemens aient été par-là enveloppés de ténèbres.

Quant à moi, je distingue l'une de l'autre, et je crois que l'irritation réside dans les nerfs et consiste dans une exaltation plus ou moins intense des facultés motrice et sensible, ou dans l'irritabilité de la partie qui en est le siége; tandis que l'inflammation réside dans les capillaires sanguins, et a ses caractères propres, qui sont *rougeur*, *chaleur* et *douleur* plus ou moins intenses. Je ne parle pas de la *tuméfaction*, qui peut ne pas exister, dans certains cas, d'une manière bien marquée. L'irritation est plus susceptible d'être traitée avec succès par les révulsifs. L'inflammation est moins *mobile*, et son déplacement moins facile, surtout lorsqu'elle a pris un caractère d'intensité.

B. Monsieur, je distingue l'*irritation* de l'*inflammation*; et vous avez déjà vu que j'admets quatre *modes d'irritation* (1). « Le mot inflammation lymphatique a-t-il » blessé vos oreilles philosophiques? Eh » bien! j'y renonce, pour ne me servir » que du mot irritation (2). »

Au reste, j'ai dit qu'il est des cas « où » la *vie est en excès dans le système* » *nerveux*. Or, si vous voulez alors dimi- » nuer l'excitabilité, calmez par les nar- » cotiques et les anti-spasmodiques la » douleur du viscère qui entretient l'irri- » tabilité des nerfs et des muscles, vous » verrez décroître la disposition convul- » sive; et si les viscères ne sont point » désorganisés, vous obtiendrez une cure » radicale (3). Rappelons-nous le fameux » axiome du père de la médecine : *Ubi* » *dolor, ibi fluxus*, car tout est fondé » sur cette grande loi. Mais s'il y a appel » des fluides dans un lieu irrité, il y a » aussi appel des forces de la vie, et ce

---

(1) Examen, 2me. édition, page 700.

(2) Examen, etc., Ire. édition, page 387.

(3) Examen, 2me. édition, page 76.

» sont les nerfs qui président à leur dis-
» tribution.

» Je me permettrai donc d'étendre
» l'idée d'Hippocrate, et je dirai où il y
» a irritation, il y a nécessairement aug-
» mentation d'influence nerveuse et accu-
» mulation des fluides (1). Lorsqu'un sti-
» mulant agit sur nos organes, ce sont
» toujours les nerfs qui reçoivent l'im-
» pression; et une cause d'excitation
» étant donnée, les uns contractent une
» inflammation, les autres ne la contrac-
» tent pas. Tout cela est subordonné à la
» prédisposition. La sur-excitation du
» système capillaire sanguin, qui constitue
» le phénomène de l'inflammation, quoi-
» que très-commune, n'est pourtant pas
» la seule qui soit possible dans l'écono-
» mie (2). L'impression irritante étant
» reçue dans le système nerveux, voici le
» sort qu'elle éprouve : ou elle y reste et
» produit les phénomènes morbides, alors
» il en résulte des névroses; ou elle opère

(1) Examen, 1re. édition, page 422.

(2) Examen, etc, 1re. édition, pages 438 et 439.

» sur le système capillaire sanguin et dé-
» termine des phlegmasies (1). . . . »

D. Toutes ces réflexions ne me persuadent pas encore, M.r B., que vous ne confondez pas l'*irritation* avec l'*inflammation*. Vous auriez pu encore me citer 1.° ce que vous dites, page 184, seconde édition de l'Examen : « que, chez nous, où
» la sensibilité est moins exaltée que chez
» les habitants de Calcutta, on ne suc-
» combe pas toujours au deuxième ou
» troisième jour d'un cholera, et alors
» *l'irritation gastrique, qui n'était que*
» *nerveuse, se convertit en phlegmasie;* »
2.° cet autre passage : « Quant aux morts
» subites, elles résultent de la dépense
» des forces nerveuses, et sont communes
» à tous les cas *avec ou sans phlogose*,
» qui sont marqués par une vive exalta-
» tion des forces sensitives et motrices (2);»
3.° enfin, ce qu'on lit page 266, première édition de l'Examen, relativement au tetanos, et à la diminution de la suscep-

(1) Examen, 1re. édition, page 440.

(2) Examen, 2me. édition, page 425.

tibilité de la muqueuse des voies gastriques.

Mais aussitôt je vous aurais répondu par cette assertion, que vous serez loin, sans doute, de contester, « que *le principe de » toute excitation, soit nerveuse, soit » inflammatoire, est toujours le même* » (1). Au surplus, tout ce que je puis vous » dire, c'est que l'*irritation* nerveuse, la » faiblesse et le vice de la nutrition sont » également l'effet de l'irritation des voies » gastriques, et n'offrent point, par consé- » quent, d'indications si différentes (2), » ce qui est en contradiction avec le passage que vous venez de citer, extrait de la page 76, seconde édition, Examen, etc., et prouve que vous confondez ici l'*irritation* avec l'*inflammation;* car l'*irritation* des voies gastriques n'exprime pas autre chose ici, selon votre doctrine, qu'un *état véritablement inflammatoire* des voies digestives. *Ne vous êtes-vous pas dit encore à vous-même*, dans un passage déjà cité plus

(1) Examen, 1re. édition, page 266.

(2) Examen, 2me. édition, page 308.

haut (1), lorsque vous avez fait *vos premiers essais* sur la théorie des irritations: « S'il est vrai, comme Bichat en a donné » la preuve, que chaque ordre de vais- » seaux a sa manière de vibrer et de » sentir dans l'état physiologique, pour- » quoi ces différences ne persisteraient- » elles pas dans l'état pathologique, et ne » constitueraient-elles pas autant de ma- » ladies qui se *rallient au phénomène* » *de l'inflammation* (2)? » Voilà précisément ce que vous vous efforcez de soutenir dans vos ouvrages, ce que vous croyez avoir démontré comme une vérité incontestable, et ce qui fait le fondement de votre doctrine.

Ajoutons que, malgré ce que vous avez dit plus haut (3), sur le tetanos, les névroses, etc., « *le système nerveux n'est* » *jamais isolément affecté*; d'où il résulte » que rarement les névroses restent long-

(1) Page 43 de cet ouvrage.

(2) Examen, Ire. édition, page 389.

(3) Idem, idem, 266.

» temps fixées sur une partie sans en
» opérer la désorganisation (1). »

Or, comme vous avez enseigné ailleurs qu'aucune désorganisation n'avait lieu dans un des tissus, sans inflammation préalable, nous pouvons en conclure que tous les phénomènes de l'*iritation* se rapportent à ceux de l'*inflammation* dans votre théorie.

Convenons donc que, pour vous, *inflammation* et *irritation* sont des mots synonymes qui expriment un même état d'un organe. De plus, vous soutenez que la presque totalité des maladies consiste dans l'irritation; et afin de simplifier davantage encore votre théorie pathologique, vous ralliez toutes les irritations à celles de l'estomac et des intestins. Vous enseignez encore, je crois, que les irritations ou inflammations gastro-intestinales ne diffèrent que par le degré, et sont identiques (2).

B. « Cela est vrai, et chaque degré

(1) Examen, 1re. édition, page 445.

(2) Idem, idem, 207.

» détermine un des types fébriles; ainsi,
» 1.er degré, fièvre continue; 2.e degré,
» fièvre rémittente; 3.e degré, fièvre in-
» termittente (1).

» La gastro-entérite se présente encore
» sous diverses formes :

» 1.re forme : frissons, grande soif, las-
» situde, etc., fièvre bilieuse ou gastrique
» des auteurs.

» 2.e forme : cette forme succède sou-
» vent à la précédente, étant déterminée
» par le mauvais traitement ou autres
» circonstances....... C'est la fièvre ady-
» namique.

» 3.e forme : fièvre maligne ou ataxi-
» que.

» 4.e forme : c'est la gastro-entérite
» portée au plus haut degré; elle constitue
» la fièvre ardente.

» 5.e Cette forme caractérise la fièvre
» muqueuse.

» 6.e forme : c'est la fièvre algide.

» 7.e forme : singulteuse.

---

(1) Examen, Ire. édition, page 207.

» 8.e forme : *suette, sudor anglicus.*

» Toutes ces dénominations de fièvres » bilieuse, adynamique, ataxique, mu» queuse, ardente, singulteuse, suette, » etc., ne représentent que des gastro» entérites, développées par le même mé» canisme, mais présentant seulement » quelques modifications, selon l'intensité » de l'inflammation, l'âge, le tempéra» ment des sujets, et d'autres circonstan» ces (1). »

D. Voilà, sans doute, M.r Broussais, pour la gastro-entérite en *progression croissante;* mais de combien de *formes* différentes ne se revêt-elle pas, dans sa *progression décroissante*, en partant de la gastro-entérite chronique? « C'est bien » alors le cas de dire : *mille mali species,* » *una salutis erit* (2). » C'est là que l'on trouve, tour-à-tour, la gastrite sub-aiguë, la dyspensie, l'hypocondrie, etc, etc. (3).

(1) Leçons de M. Broussais, page 104.

(2) Idem, idem. 170.

(3) Idem, idem, 171 et suivantes.

Mais vous avez pris goût pour les *formes*, M. Broussais, je le vois bien. Ainsi, « la » *forme* dite maligne est, selon vous, un » résultat du mode de sensibilité et de » motilité individuel, c'est-à-dire, un » effet de l'Idiosyncrasie (1). » Ce qui est très-clair. » Le camphre, qu'on administre » ici (dans un cas de manie) comme un » calmant, et qui n'est qu'un stimu- » lant d'une autre *forme*, ne contribue- » t-il pas à prolonger le délire de l'état » fébrile aigu, et à le transformer en » manie? L'opium, les anti-spasmodiques » et les toniques, que l'on prodigue à » cette époque de la maladie, paraissent » procurer quelqu'avantage...... Mais » le soulagement n'était-il pas illusoire, » y avait-il, en effet, autre chose qu'un » nouveau changement dans la *forme* de » l'irritation (2)?.....» Ce que l'on conçoit le mieux en tout cela, c'est votre prédilection pour les *formes* des maladies. Vous vous expliquez très-cathégorique-

(1) Examen, 2.e édition, page 365.

(2) Idem, idem, 244.

ment à ce sujet. Il s'agit bien ici, non d'un changement de *siége*, de *lieu*, ni même de *degré*, mais d'un changement dans la *forme* de l'irritation. Or, si cette irritation est inflammatoire, de quelle nature devient-elle, lorsqu'elle change de *forme?* D'ailleurs, « qu'est-ce que c'est que changer entièrement la *forme* d'une maladie? Pourquoi ce changement constituerait-il une méthode particulière(1)? »

B. « Monsieur, on doit, dans tous les cas possibles, *s'attacher à changer la forme entière de la maladie*; mais cela doit être fait avec prévision, et dans un sens connu, pour être favorable au rétablissement de la santé (2).

D. Croyez-vous, Monsieur, qu'il soit possible d'agir avec cette *prévision?* Si *l'on doit s'attacher*, *dans tous les cas*, *à changer la forme entière d'une maladie*, n'est-ce pas là ce qui constitue une méthode particulière? En attendant que vous répondiez à ces questions, je continue

---

(1) Examen, 2me. édition, page 370.

(2) Idem, idem, 371.

mes citations, et je dis : « la Boulimie,
» qui fut (dans le cas cité) le résultat
» de l'abus des acides minéraux, ne dé-
» pend-elle pas d'une autre *forme* com-
» muniquée à l'irritation gastrique par
» les acides, et la susceptibilité extrême
» du système nerveux, qui se développe
» en même temps, est-elle autre chose
» que cette irritation répétée par sym-
» pathie dans tout ce système (2)? »
Voilà, M.r B., des explications qui ne laissent rien à désirer : je l'ai déjà dit. En général, toutes celles que vous nous donnez, se réduisent à-peu-près à ceci : *cela est, parce que cela existe. L'opium fait dormir, parce qu'il a une vertu dormitive.*

Au surplus, on aime à vous voir, vous qui reprochez aux autres de créer des *entités*, fonder cette dernière explication et les précédentes sur de véritables *entités*, dont vous ne nous faites point connaître la nature; car, vos *formes* ne sont autre

(1) Examen, 2me. édition, page 144.

chose que des *entités*. En effet, vous faites promener, pour ainsi dire, la forme d'*irritation* d'un organe à un autre. Mais, qu'est-ce que cette *autre forme d'irritation*, communiquée aux organes gastriques par les acides? Quelle idée pouvons-nous nous en faire? Et pourquoi cette *forme*, que vous nous donnez comme une *réalité* dont vous formez une *entité*, produit-elle la Boulimie? Si, au moyen d'une expression aussi vague, l'on peut rendre raison des phénomènes pathologiques soumis à l'observation des praticiens, il n'y aura plus rien d'inexplicable en médecine. Qu'est-ce encore qu'une *irritation gastrique, répétée par sympathie dans tout le système nerveux?* Quelle en est la nature, ou, si vous aimez mieux, quelle est la *forme* de cette irritation sympathique?
» Que signifie ce mot que vous avez tou-
» jours dans la bouche? Quel est ce nouvel
» être sorti tout-à-coup de votre cerveau,
» que vous lancez dans la discussion sans
» l'avoir plus défini que les *divers degrés*
» *d'irritation gastro-intestinale?* Vous rai-

» sonnez beaucoup sur ces diverses *formes* » (1) : représentent-elles quelque chose à » un esprit sévère, qui cherche des indica- » tions dans la peinture des maladies? Non, » sans doute; et elles ne vous ont rien re- » présenté à vous-même (2)..... Il faut, à » l'époque où nous vivons, beaucoup plus » de précision, lorsqu'on veut enseigner la » doctrine physiologique (3)....» Concluons, de ce qui précède, que vous êtes *Ontologiste* vous-même.

Revenons à vos *formes de gastro-entérites*.

Mais vous apprenez ailleurs, nous l'avons déjà vu, que *les irritations* ou *inflammations gastro-intestinales ne diffèrent que par le degré et sont identiques. Et, si l'on vous contestait l'identité de ces irritations*, *vous pourriez répondre par des faits* (ce qui est, en médecine, la meilleure manière de répondre). *Car, vous avez plusieurs fois changé le type*

(1) Examen, etc, 1re. édition, page 42.

(2) Examen, 2me. édition, page 509.

(3) Idem, idem, 215.

rémittent en continu par des excitans, et en intermitent par des sédatifs, etc. (1)..... Tout se réduit donc à des nuances d'inflammation de la muqueuse gastro-intestinale? Ce qui me met un peu dans l'embarras, moi chétif, qui ai l'esprit moins subtil que vous, lorsque je veux me rendre raison des diverses *formes* de gastro-entérites que vous admettez. Je me dis : mais quand le *degré* ou la *nuance* de l'irritation gastrique est au premier point de l'*échelle* ou de la *progression croissante*, pourquoi n'existe-t-il pas toujours une fièvre intermittente, qui est l'expression du troisième degré de cette irritation? Pourquoi alors avons-nous affaire tantôt à une *gastrite sub-aiguë*, à une *dispepsie*, à une *hypondrie*, *etc.*, *etc.* Supposons à présent l'existence du second ou du premier degré de cette irritation, pourquoi aurons-nous tantôt une fièvre bilieuse ou la *première forme* de gastro-entérite, tantôt la fièvre ady-

(1) Examen, 1re. édition, page 208.

namique ou la *seconde forme* de gastro-entérite, tantôt la *troisième forme* ou la fièvre maligne? A quelle *nuance* ou *degré* d'irritation gastrique correspondent chacune de ces *formes?* Peut-on concevoir un degié plus intense d'inflammation que celui que vous assignez à la seconde et surtout à la troisième *forme* de gastro-entérite, à moins qu'on ne suppose que *l'estomac*, et par *sympathie* tout l'organisme, ne soient à l'instant *consumés* ou subitement anéantis, désorganisés? Cependant, ce n'est pas là encore le *summum* de l'irritation gastrique, car vous désignez ensuite la *quatrième forme* ou fièvre ardente, et la *cinquième forme* ou fièvre muqueuse. La destruction de l'individu devrait être l'effet instantané de l'apparition et du développement de ces deux dernières *formes* de gastrites; cependant, il n'en est pas ainsi, surtout pour la fièvre muqueuse, que l'on est un peu étonné de trouver placée au haut de l'échelle des divers *degrés*, ou *nuances*, ou *formes*, enfin, de l'inflammation gastro-intestinale; car, on aurait dû raisonnablement s'attendre à voir occuper cette place par *la fièvre dite maligne*, et celle de la quatrième forme par la fièvre dite *adynamique* ou *putride*.

Une autre chose que j'ai peine à comprendre, et que vous affirmez pourtant, c'est *que la seconde et la troisième formes peuvent exister en même temps*(1). J'ose dire même que vous usez ici d'un misérable faux-fuyant, et que vous faites un raisonnement bien pitoyable. Quoi! ces deux *formes* de *gastro entérites*, qui ne sont que *deux degrés différens d'une phlegmasie identique*, peuvent exister ensemble! Est-ce que le *degré plus fort* ne fait pas disparaître le plus faible? Ou la *forme* A n'exclut-elle pas la *forme* D? Cet aveu forcé de votre part *que la seconde et la troisième formes peuvent exister en même temps*, prouve seul, selon moi, avec la dernière évidence, que vous reconnaissez tacitement l'existence distincte, séparée, et *sui generis*, de chacune de ces

(1) Leçons de M. Broussais, page 118.

fièvres ou *formes* de gastro-entérites, et que vous en faites, ainsi que des autres, autant *d'entités*.

Je sais bien que vous me répondrez encore une fois que *toutes les dénominations* de fièvres bilieuse, putride, etc., *ne représentent que des gastro-entérites, développées par le même mécanisme, mais présentant seulement quelques modifications, selon l'intensité de l'inflammation, l'âge, le tempérament du sujet et d'autres circonstances* (1).

Mais tout doux : 1.° il faudrait avoir prouvé que « toutes les *fièvres essentielles sont des gastro-entérites*, et vous vous êtes contenté de l'affirmer, comme si c'était une chose admise sans contestation (2); 2.° si les diverses *formes* de *gastro-entérite* ne diffèrent que selon l'intensité de l'inflammation, toutes les autres circonstances d'âge, de tempérament, d'Idiosyncrasie, etc., doivent être de bien peu de valeur aux yeux du mé-

---

(1) Leçons de M. Broussais, page 110.

(2) Examen, etc., 2me. édition, page 765.

decin; 3.° cependant leur influence sur les diverses *formes* de maladie est réelle, et vous avez si bien senti cette vérité, que vous n'avez pas osé la révoquer en doute; 4.° alors, vous ne deviez pas vous contenter d'en énumérer deux ou trois, sans entrer dans aucun détail à cet égard, le rôle qu'elles jouent dans la formation et le développement des diverses fièvres étant assez important pour mériter quelqu'attention de votre part; 5.° enfin, en faisant abstraction de l'existence réelle, nécessaire de la gastro-entérite, dans chacune de ces fièvres, vous n'avez rien avancé, sur cet objet, qui n'ait été dit et répété avant vous.

Quoiqu'il en soit, toutes les *fièvres prétendues essentielles*, j'oserais presque dire toutes les maladies, pour parler selon vos principes, se réduisent, comme nous venons de le voir, à des nuances, à des degrés divers d'inflammation de la muqueuse gastro-intestinale. et si vous pouviez en douter, je vous dirais, pour toutes preuves: « 1.° que les six groupes de

» symptômes qui portent le nom de » *fièvres essentielles*, sont l'effet d'une » phlegmasie purement locale; 2° que » ces six groupes n'expliquent point six » entités différentes, mais *une seule irri-* » *tation*, qui ne diffère que par le *degré* » (et non par la *forme*), lequel dépend » lui-même de la constitution individuelle, » ou de la nature de la cause provoca- » trice (1). » Ce qui ne doit pas laisser, dans votre esprit, le plus petit doute sur cette assertion, bien que je dise un peu trop vaguement que les divers degrés d'irritation gastro-intestinale *dépendent de la constitution individuelle* ou *de la cause provocatrice*; car vous *n'ignorez pas que les mêmes causes peuvent occasioner des maladies sthéniques, aussi bien que des asthéniques* (2). Les causes des maladies ne sauraient donc en déterminer la nature. Ainsi, je vous le dis tout bas, ces explications n'expliquent rien; encore une fois, je vous prie pourtant de

---

(1) Examen, 2me. édition, page 437.

(2) Idem, page 81 et les précédentes.

vous en contenter. Cela étant, avez-vous pu dire, en bonne logique, que la gastro-entérite, dans les divers degrés qui constituent soit la *fièvre* dite *bilieuse*, soit la *fièvre* dite *maligne* ou celle dite *adynamique, etc.*, pouvait se trouver dans divers états de complication? C'est à vous, qui avez l'esprit juste, de résoudre cette question. Quant à moi, il me semble que la *fièvre bilieuse* ne peut pas être, d'après votre doctrine, une gastro-entérite compliquée, mais qu'elle n'est qu'une gastro-entérite au premier *degré*, ou la première *forme* de gastro-entérite; et ainsi des autres *fièvres prétendues* essentielles des auteurs.........

En attendant, pour vous mettre à votre aise, et vous prouver mon respect pour vos opinions, j'admets la possibilité de cette complication, et je raisonne ainsi: il doit exister d'abord une gastro-entérite simple, qui n'est aucune des *formes* dites bilieuse, adynamique, ataxique, muqueuse, etc. Et M. Broussais aurait dû nous la faire connaître par des signes caractéristiques. Enfin, sans examiner ce qu'elle doit être, dans la doctrine de ce docteur, les différentes complications dont elle est susceptible, doivent, sans doute, apporter des changemens dans son développement et dans les symptômes qui lui sont propres. Il convient lui-même que ces modifications existent, et qu'elles ne tiennent pas seulement *au degré d'intensité de l'inflammation, mais qu'elles sont encore le résultat de l'âge, du tempérament, et d'autres circonstances.* (Reste à expliquer comment ces circonstances, qu'il ne spécifie pas, produisent des modifications dans la gastro-entérite, et quelle est leur nature, surtout dans certaines épidémies où un grand nombre d'individus, d'âges différens, d'habitudes, d'états divers, opposés, sont en même temps atteints de la même *forme* de gastro-entérite). Or, si ces complications déterminent des modifications dans le développement, la durée, les symptômes et la terminaison des diverses *formes* de gastro-entérites, elles présentent, sans doute, chacune des indications particulières pour leur médication, et ont nécessairement une influence quelconque et spéciale sur le diagnostic et le pronostic de chacune de ces affections morbides, ou *formes* de gastro-entérite. « Mais, » toute maladie doit être claire : elle » doit offrir des indications qui lui soient » particulières (1). » Qu'importe *la nature de la cause* qui l'a produite, quoiqu'en dise M. Broussais (2)? « Les indications » identiques font les maladies identi- » ques. Les différences dans les indications » en établissent entre les maladies (3). » L'étiologie des diverses *formes* de gastro-entérites, ou des diverses complications sus-mentionnées est donc *différente?* Ce ne sont donc plus des maladies *absolument identiques?* Cela suffit pour les séparer entr'elles dans un cadre nosologique, et pour les désigner par des déno-

(1) Examen, 2me. édition, page 774.

(2) Voir deux pages avant celle-ci.

(3) Examen, etc., 2me. édition, page 776.

minations particulières. D'où je conclus que M. Broussais n'a rien changé dans cette partie de la nosologie.

En conséquence, vous voyez, M.r B., que, jusque-là, vous êtes aussi avancé que vos prédécesseurs; et que, de quelque nom qu'il vous plaise appeler les maladies que l'on a désignées jusqu'aujourd'hui comme *fièvres essentielles*, vous serez bien obligé de les considérer, chacune en particulier, comme une affection morbide distincte des autres, par des modifications assez importantes pour introduire des différences dans le traitement, c'est-à-dire pour exiger des indications différentes.

B. Ce ne sont jamais que des gastro-entérites : je le soutiens.

D. Donnez-nous-en une démonstration incontestable, évidente, et je me rends. Où sont vos dernières observations, vos nouvelles autopsies, depuis celles que renferme votre Traité des phlegmasies chroniques, dans lequel, vous le savez bien, vous nous prouvez, au contraire, que la muqueuse gastro-intestinale était *blanche*, *intacte*, quoique vous l'eussiez explorée sur le cadavre d'individus morts de *fièvres essentielles ?*

Mais, passons à d'autres propositions.

B. « CXLIV. L'hypocondrie est l'effet » d'une gastro-entérite chronique qui agit » avec énergie sur un cerveau prédis» posé à l'irritation.

» CXLV. La plupart des dyspepsies, » gastrodynies, gastralgies, pyrosis, car» dialgies, et toutes les boulimies, sont » l'effet d'une gastro-entérite chronique. »

D. Vous avez bien compris, mon cher M.r B., qu'on aurait une certaine répugnance à vous accorder que la gastro-entérite chronique, qu'une irritation assez légère, en conséquence, pût agir avec énergie sur le cerveau. Aussi, avez-vous eu la précaution d'annoncer que c'est sur un *cerveau prédisposé à l'irritation* qu'elle porte alors son influence. Il me semble, en ce cas, que vous vous seriez exprimé d'une manière plus précise, si, au lieu de dire que la gastro-entérite chronique *agit avec énergie*, *etc*,, ce qui implique contradiction, vous aviez fait remarquer que le *cerveau prédisposé*, *etc.*, *sent plus vivement* l'impression ou l'action sympathique, etc.

Convenez, au surplus, que les *prédispositions* sont d'un grand secours pour ceux qui prétendent tout expliquer en médecine, et que vous en tirez vous-même un excellent parti. Car, quoique vous reprochiez à *M. Laënnec d'être un grand explicateur*, vous avez un peu sa manie, et rien ne vous embarrasse. Nous l'avons déjà vu. De plus, faut-il expliquer le bon effet des vésicatoires employés avec succès, par M. Villermé, contre certains vomissemens : alors, le vomissement n'est plus dû à la *phlogose* de l'estomac, mais à l'*irritabilité* de la membrane muqueuse. Cette manière d'expliquer les résultats de certaines médications est très-commode, et vous l'employez souvent. Vous prononcez à *posteriori*. Une demoiselle, née de parens goutteux, est traitée et guérie, en Allemagne, par les stimulans. Eh bien! « On » a guéri une irritation des tissus fibro-» séreux avec des stimulants qui ont opéré » la révulsion ou le déplacement des points » d'irritation, en excitant à un haut » degré l'action de quelques sécréteurs » et des exhalants cutanés (1). » C'est ainsi que vous vous rendez raison de l'heureux effet d'un émétique, *qui fait avorter* une gastro-entérites et des succès qu'on obtient par l'emploi d'un purgatif, d'un stimulant, des sudoriqques, etc........

« Le mal-aise qui a lieu après la pre-» mière application des sangsues, dans » les cas de gastrite aiguë, provient de » ce que les viscères qui souffrent de la » soustraction subite des matériaux qu'ils » étaient accontumés de recevoir, en at-» tirent d'autres; ce qui augmente mo-» mentanément la congestion et la dou-» leur (2). »

Certes, voilà encore de ces démonstrations dans le genre de celles que Molière

(1) Examen, 2me. édition, pages 245 et 246.

(2) Leçons, etc., page 200, et Examen 2me. édition.

a signalées, et dont nous avons parlé plus haut.

Revenons à vos *prédispositions*, auxquelles vous faites jouer un rôle si important dans votre doctrine. Ce n'est pas l'*hiatus* des capillaires exhalans qui produit les hémorrhagies *passives*, que vous déclarez formellement ne pas vouloir reconnaître, *mais bien une disposition des exhalans à s'ouvrir*, et à livrer passage au sang, etc. (1). Sans cette *disposition*, il y aurait, de même, *accumulation* du sang dans les capillaires, mais l'inflammation remplacerait l'hémorrhagie. Ce qui signifie *qu'il y a hémorrhagie, lorsque la prédisposition à l'hémorrhagie existe*; et que *l'inflammation survient, lorsqu'il y a prédisposition à l'inflammation*; ce qui est très-clair et incontestable.

Et, si l'on vous demande en quoi peut consister la *prédisposition hémorrhagique*, puisqu'elle est toujours la même, vous

---

(1) Examen, 1re. édition, page 246 et suivantes.

répondrez : « 1.° en une hématose considérable; en une mobilité remarquable » du système sanguin, dépendant de ce » qu'il est, en quelque sorte, *plus nerveux* que chez les autres sujets, ce qui » facilite singulièrement les congestions.» *(Voilà précisémeut ce qui fait que votre fille est muette)*. « Ces deux *prédispositions* sont aussi celles des phlegmasies.» (1) Soit dit en passant, *le système sanguin plus nerveux* chez certains sujets que chez d'autres, est une idée qui me plaît : elle est ingénieuse.........

Vous avez établi, M.r B., trois degrés d'irritation gastro-intestinale, et vous avez dit qu'à chacun de ces degrés correspond un des types fébriles : le *continu*, le *rémitient* et l'*intermitent* (2). Jusque-là tout est clair, sauf à prouver le rapport réel des *types* avec les *degrés*. Mais, si l'on veut savoir de vous quelle est la différence que vous établissez entre la *fièvre inflammatoire simple*, de douze heures, de vingt-

(1) Examen, 1re. édition, page 246 et suivantes.

(2) Idem, idem, pages 205 et 206.

quatre heures (1), et le premier accès d'une fièvre intermittente, lequel n'est qu'une *inflammation avortée* (2); et pourquoi un accès de fièvre intermittente revient après un jour, deux, trois et plus, sans l'action d'une nouvelle cause *évidente*, propre à produire le *refoulement des forces vers l'intérieur*, *etc.*, tandis que la fièvre éphémère, ou *fièvre simple*, ne présente pas ce retour et cette périodicité? Votre explication est toute prête, mais un certain nuage vient l'envelopper : « Le » caractère de la *fièvre simple*, direz- » vous, est une irritation générale des » visceres, *siégeant particulièrement* » *dans les membranes muqueuses* . . . » . . . . » Si cette irritation cède promptement, » le malade guérit, c'est-à-dire, l'irrita- » tion se calme avec un rétablissement » impétueux des sécrétions ou une hé- » morrhagie (3). » Et si l'irritation ne

(1) Examen, etc., 1re. édition, page 198.

(2) Idem, idem, 206.

(3) Idem, idem, 198 et 199.

cède pas? Eh bien! le malade ne guérit pas, sans doute : *c'est l'un ou l'autre*. Vous ajouterez ensuite : « Ce qui fait que » la *congestion ne persiste pas*, lorsqu'il » s'agit d'une fièvre intermittente, ce » n'est pas précisément le degré, plus ou » moins intense de l'irritation, quoique » je le suppose ainsi, page 207 (idem); » mais à raison de la *prédisposition individuelle*, qui fait que le *phénomène » fébrile, d'abord le même que dans les » cas de fièvres continues ou rémittentes, cède complètement au retour » de l'action circulatoire et sécrétoire » dans les capillaires de la périphérie*, » *et le malade se trouve rétabli* (1). Tout cela est parfait : à force d'être simple, l'explication devient niaise, sans être moins obscure. Au surplus, si l'accès revient ensuite, malgré le *rétablissement* du malade, et que *le phénomène fébrile ait cédé complètement*, comme dans la *fièvre simple*, qui ne *revient plus*, cela a lieu, « *peut être*,

(1) Examen, 1re. édition, page 206.

» *en vertu de certaines lois qui nous* » *sont inconnues* (1). »

Enfin, qu'un sujet soit exposé à la même cause qui, chez un autre, donnerait lieu à une fièvre inflammatoire générale, ou, comme vous l'avez appelée, *simple*, ce sujet aura une fièvre dite bilieuse, s'il est *prédisposé à la sécrétion bilieuse, et une fièvre muqueuse, s'il est prédisposé à la secrétion muqueuse* (2).

« L'impression irritante étant reçue » dans le système nerveux, voici le sort » qu'elle éprouve : ou elle y reste, ou elle » opère sur le système capillaire sanguin, » ou elle agit sur les capillaires non san- » guins : toutes ces différences dépendent » de la *prédisposition* (3). » Sur cela, point de contestation.

« Le cancer, qui se développe dans les » squirrosités profondes, est le résultat » définitif de toutes les irritations prolon-

(1) Examen, 1re. édition, page 207.

(2) Idem, idem, 200.

(3) Idem, idem, 440 et 441.

» gées, favorisées par *une certaine dispo*
» *sition* des vaisseaux blancs (1).......

» L'Induration rouge, pure et simple, » qu'elle soit ulcéreuse ou non, indique » seulement une *disposition* des capil- » laires sanguins à conserver l'irritation » (2)........., ou bien c'est la même idée » (vous donnez à choisir, M.r B.; on voit bien que les explications vous coûtent peu, et que vous en tenez toujours en réserve) « sous une autre *forme*, elle an- » nonce un défaut de *prédisposition* des » capillaires non sanguins à contracter » l'irritation (3)..... »

Ce serait à ne plus finir, M.r B., si je voulais énumérer ici tous les phénomènes morbides que vous trouvez bon d'expliquer, au moyen d'une *prédisposition* particu- lière, qui ne nous apprend rien. Contentez- vous, Messieurs, des exemples que je viens de citer...... Poursuivons notre dis- cussion, M.r B.

---

(1) Examen, 1re. édition, page 301.

(2) Idem, idem, 341.

(3) Idem, idem, 342.

B. (CLI) « La Boulimie est l'effet d'une
» gastro-entérite chronique, avec prédo-
» minance d'irritation gastro-duodéniale.
» Cette phlegmasie, en effet, peut exister
» dans une nuance qui permette l'assimi-
» lation d'une quantité d'aliments bien
» supérieure aux besoins de l'économie....»

D, C'est assez, M.r B.; savez-vous que vous avez parfaitement su reconnaître le point précis où s'arrête la phlegmasie, et celui où elle fixe sa prédominance, pour produire la Boulimie! Un peu plus en-delà ou en deçà de cette ligne de démarcation que vous venez de désigner, nous aurions affaire, sans doute, à tout autre *forme* de maladie.

Il me vient une pensée. Ne pourrait-on pas faire confectionner, par un habile ouvrier, une échelle de proportion pour mesurer avec précision l'étendue de l'inflammation gastro-intestinale? Il serait possible encore peut-être d'imaginer un instrument, en forme de thermomètre, qui servirait à distinguer les divers degrés de cette inflammation; de sorte, qu'au moyen de l'échelle et du thermomètre, on parviendrait, je pense, à mesurer, à un millième près, l'étendue et la nuance de chaque *forme* de phlegmasie gastro intestinale, correspondant à chaque maladie ; et l'on suivrait, à l'œil, les mille et une transformations qu'elle peut prendre. Cela serait précieux. Les services que nous rend chaque jour le sthétoscope pour les maladies du Thorax, ne sont rien, en comparaison de ceux que nous pourrions retirer de mes instrumens, surtout dans les *formes* de gastro-entérites qui représentent les diverses *fièvres prétendues essentielles*. Nous saurions alors, à point nommé, lorsque la gastro-entérite simple va changer de *forme*, pour passer à la complication ou *forme* bilieuse, puis à la *forme* dite adynamique, ensuite à celle dite ataxique, etc., et nous distinguerions ainsi, avec la plus grande facilité et au premier abord, les différentes *formes* de gastro-entérites, ou les différentes *fièvres* dites essentielles.

Mais, laissons ces facéties ; j'ai quelque

chose de plus sérieux à vous demander : « L'abus des stimulants, des médicaments » stomachiques, dites-vous, lorsque la » gastrite est encore légère, développe » la Boulimie (CLIII).» Ceci exige une explication. Voyons si je vous comprends bien.

L'irritation organique de la muqueuse gastrique n'est pas encore une *gastrite.* (CXVI). Donc, dès qu'il y a *gastrite*, il y a inflammation. Quelque légère qu'on la suppose, si elle augmente, les symptômes ordinaires de la *gastrite* aiguë ou chronique doivent survenir. D'où vient que la *Boulimie* arrive tout exprès dans ces cas, et qu'il ne se développe pas une des fièvres dites essentielles ? Y aurait-il *prédisposition à la Boulimie?* Encore un coup, je voudrais bien me faire des idées nettes de ces divers degrés, de ces nuances légères de la gastrite et de la gastro-entérite, qui se rapportent à telle ou telle maladie. Vous avez saisi tout cela à merveille, M.r B.; vous avez pris la nature sur le fait; et il n'y a pas une des maladies dont vous nous tracez le caractère avec tant de précision et une si grande assurance, pour laquelle vous n'ayiez interrogé, sans doute, un nombre suffisant de cadavres, afin de ne parler ainsi qu'en parfaite connaissance de cause. On reconnaît bien ici l'effet de votre *heureuse position* et de *cette heureuse organisation* dont nous avons déjà parlé. Dieu soit loué! pour avoir fait paraître, dans le siècle où nous vivons, un homme d'un génie aussi extraordinaire. Quelle pénétration! quelle subtilité d'esprit! quel tact fin d'observation, pour avoir pu découvrir tout ce que vous consignez dans votre CCXCVI proposition et à la page 21 de vos leçons. C'est admirable! On *dirait que les phénomènes se sont passés sous vos yeux à l'extérieur des corps* (1). Plus de doute sur le point fixe, l'étendue, le degré des inflammations *partielles de la muqueuse gastrique*. Car, bien différentes de ces *gastrites générales*, qui, comme un en-

---

(1) Examen, 1re. édition, page 342.

nemi perfide, se taisent obstinément au moment où elles envahissent toute l'étendue de la muqueuse, et ne donnent pas le moindre signe sensible de leur insidieuse existence, les *gastrites partielles*, qui co-existent avec un *relâchement* du reste de l'organe gastrique, s'annoncent franchement par une *douleur* qui, de l'intérieur de l'estomac, se dirige directement, sans se dénier, à travers les muscles, et vient se faire sentir à la partie extérieure de l'abdomen, qui y correspond. Quel dommage que nous n'ayions pas un moyen assuré de conduire du *dehors* au *dedans*, et dans la direction de cette ligne parcourue par la douleur, indice certain du siége de la phlegmasie, les médicamens que nous désirerions lui adresser ! alors nous y porterions nos anti-phlogistiques, en même temps que nous ferions parvenir les toniques, les stimulans stomachiques, sans aucun inconvénient, aux parties *relâchées* de l'organe........ Enfin, passons à autre chose, M.r B.

B. CCIV. « Les névroses actives et pas-

» sives ont, le plus souvent, pour cause,
» une phlegmasie située dans l'appareil
» cérébral ou dans les autres viscères;
» les passives dépendent quelquefois d'une
» influence sédative, agissant sur les nerfs
» où elles se manifestent. »

D. Il existe des névroses sans inflammation!.... Ou je me trompe, M.r B., ou cette proposition nous jette dans une espèce de labyrinthe, dont vous seul pouvez nous faire sortir, à l'aide d'un fil secourable, que vous daignerez nous fournir, j'espère. Encore une ou deux *prédispositions*, et tout est éclairci; autrement, à quels signes distinguerons nous une *névrose active, qui n'a pas pour cause une phlegmasie, d une névrose passive avec inflammation*, ou bien encore *de la névrose passive par cause sédative?* Dans quel embarras ne serons-nous pas pour reconnaître les cas où une irritation sympathique sera ou paraîtra plus forte que la phlegmasie dont elle dépendra! On peut vous reprocher de ne nous rien apprendre de positif à cet égard. A vous, M.[r] B.

B. CCXIII. « Le scorbut est un état
» particulier des solides et des fluides
» produits par une assimilation imparfaite.
» . . . . , , ...
» L'extravasation des fluides est un des
» principaux effets de l'état scorbutique,
» parce que cette maladie rend tous les
» tissus fragiles......»

CCXIV. « Les phlegmasies s'associent
» facilement avec le scorbut; mais elles
» n'en dépendent pas. Elles viennent des
» causes qui les produisent chez tous les
» hommes.......»

D. Mais. quoi! le scorbut est l'unique maladie qui reconnaisse pour cause directe la faiblesse radicale!... Je sais bien que vous assignez encore cette cause à l'hydropisie (1). Mais la débilité n'est qu'une des causes physiologiques de cette dernière maladie. Ce n'est pas que vous n'ayez été tenté d'y adjoindre l'ostéo-malaxie;

---

(1) Examen, 2me. édition, page 216.

vous avez pourtant jugé à propos de renvoyer votre décision sur cet objet à un autre temps (1).

Quel privilége vous accordez là au scorbut! Sur quelles données établissez-vous donc cette prédilection? Sans doute, votre longue expérience, ou plutôt votre grande perspicacité, vous y ont autorisé... Je sens bien qu'il était très-dîfficile d'*escamoter* encore cette affection morbide aux yeux de tout le monde, pour la faire passer dans la grande classe des *irritations*. Ainsi, votre cadre nosologique n'est pas difficile à comprendre. *Deux colonnes :* dans l'une, on n'a qu'à écrire sur chaque ligne correspondante au nom de chacune des affections morbides, connues jusqu'à ce jour sous des dénominations diverses, le mot synonymique : *irritation*, ou, pour réduire toutes les maladies à une seule : *gastro-entérite aiguë ou chronique*; dans l'autre, un seul mot, une seule maladie : *scorbut*. On ne peut pas plus simple. On

---

(1) Examen, 2me. édition, page 601.

pourrait bien y placer encore l'*asphyxie*; mais vous savez que les angoisses de l'agonie, dans ces cas, développent l'irritation, pour peu qu'elles se prolongent. Ainsi, elle n'a nul droit, pour le moment, de prendre place à côté du scorbut; ce serait une espèce bâtarde; et je ne puis *solliciter un brevet en sa faveur* (1).

B. Vous avez mal saisi ma pensée. « La » faiblesse n'est pas la cause unique du » scorbut. Il faut un vice particulier des » capillaires sanguins, qui les dispose à » laisser couler le sang. Or, ce vice n'étant » ni dans la faiblesse ni dans l'engorge- » ment, je ne vois plus en quoi le faire » consister.....

» J'attribuerais donc le scorbut au vice » de la nutrition, à la mauvaise compo- » sition du sang (2). D'ailleurs, j'admets » la possibilité de la complication des » phlegmasies avec la débilité scorbutique. » En second lieu, je puis vous faire ob-

(1) Examen, 2me. édition, page 587.

(2) Idem, idem, 578 et 579.

» server que cette débilité ne ressemble
» pas à la faiblesse ordinaire (1)......

» Enfin, voici comme je résume mes » opinions sur le scorbut : l'assimilation » est en défaut, soit par les mauvais alimens, ... soit par le défaut d'air, de » lumière, de chaleur, par la tristesse, » etc., qui s'opposent à l'assimilation ré- » gulière des alimens de bonne qualité que » l'on peut prendre; soit par le concours » de ces différentes causes; en un mot, » l'assimilation est en défaut (2). »

D. Peste, Mr B., quelle colère! calmez-vous donc. Eh! que ne disiez-vous plutôt votre dernier mot. A présent, nous ne pouvons plus en prétendre cause d'ignorance, ni révoquer en doute une assertion affirmée avec tant de force et de chaleur. *L'assimilation est en défaut, parce qu'elle est en défaut. En un mot, l'assimilation est en défaut*. Pas de réplique à tout cela. C'est entendu et convenu. Comment se

(1) Examen, 2me. édition, pages 582 et 583.
(2) Idem, idem, 585.

fait-il donc, Mr B., que vous ayez tant hésité et tourné, comme on dit, si longtemps autour du pot, pour nous annoncer cette grande vérité : *Je ne vois plus en quoi le faire consister*, disiez-vous, en parlant de ce *vice particulier des capillaires sanguins, qui les dispose à laisser couler le sang*. Vous étiez, sans doute, préocupé quand vous écriviez cette phrase dubitative. Mr B., être en peine d'expliquer en quoi consiste ce vice, lorsqu'il tenait sous la main une *prédisposition officieuse !* lui, si grand explicateur ! car, que n'explique-t-il pas! Ma foi, c'est édifiant, faire l'aveu modeste d'un doute lorsqu'on tient la vérité par les ailes; *en un mot, l'assimilation est en défaut*, vous vous écriez, enfin, sur un ton élevé, et à-peu-près avec le même enthousiasme, qu'Archimède, ayant trouvé la solution du fameux problême!

Il paraît qu'avant de prononcer en dernier ressort sur l'existence du *vice* dont il s'agit, vous avez voulu être sûr de votre fait, aussi a-t-il été l'objet de vos plus sérieuses méditations; car, on voit bien que le scorbut pouvait être pour vous la pierre d'achoppement; mais vous n'êtes pas homme à vous laisser prendre en défaut; enfin, poursuivant le vice qui le constitue jusque dans son dernier retranchement, vous avez trouvé que ce vice *réside particulièrement dans la fibrine et dans la gélatine du sang et des muscles* (1). Dès-lors, votre curiosité a été pleinement satisfaite; et vos recherches, à cet égard, se sont bornées là, *n'ayant pas la prétention de déterminer la nature chimique d'un vice des capillaires sanguins qui les dispose à laisser couler le sang*; ce qui pourrait nous autoriser à penser qu'il existe des *hémorrhagies passives*, si vous n'aviez pas affirmé qu'elles sont toujours actives, même dans le scorbut (2); car, il me semble qu'un *laisser couler* n'est pas un *molimen*, *etc*...... Mais, ce n'est pas non plus un *prétendu baillement*

---

(1) Examen, etc; 2me. édition, pages 579 et 586.

(2) Examen, 1re. édition, page 238 et suivantes.

passif, admis par certains auteurs (1); enfin, selon vous, ce n'est ni l'un ni l'autre, c'est tout simplement une *disposition à laisser couler*. Si cela ne nous satisfait pas, tant pis pour nous. Nous sommes, à la vérité, trop exigeans.

Vous venez de dire, je crois, que *vous attribueriez le scorbut à un vice de la nutrition, à une mauvaise composition du sang*. Ne serait-ce pas de l'*humorisme* tout pur?

B. « Monsieur, notre manière d'expliquer diffère de celle des Humoristes, qui » ne voyaient dans le scorbut qu'une » corruption générale du sang. Cette idée » était trop simple, trop grossière, et » incompatible avec le bon état des principaux viscères, et surtout du cerveau, » au milieu d'un corps rempli d'échymoses, d'ulcérations scorbutiques, ou » même fournissant des diarrhées et une » salivation fétide (2).... »

D. Ah! je vous remercie, M.r B., de

(1) Examen, Ire. édition, page 240.

(2) Examen, 2.e édition, page 583.

m'apprendre que *votre manière d'expliquer* (en général) *diffère de celle des Humoristes*, et vous pourriez ajouter de celle de tout le monde. Je m'en doutais déjà, pourtant; mais vous me confirmez dans ma pensée, et par ce moyen là, je suis à mon aise. A présent, je sais que *l'idée trop simple, trop grossière d'une corruption générale du sang, est incompatible avec le bon état des viscères*...... *Au milieu d'un corps rempli d'ulcérations scorbutiques* (c'est-à-dire puantes), *ou même fournissant des diarrhées et une salivation fétide;*....... *tandis que l'idée*, moins triviale, *plus compliquée, plus belle, d'une mauvaise composition du sang* (quelle qu'elle soit), *est beaucoup mieux compatible avec le bon état des viscères*.....

D'ailleurs, comment les Humoristes avaient-ils pu voir *une corruption générale du sang?* M.r B., vous êtes plus clairvoyant, et vous n'y avez vu qu'une *corruption partielle*, ou mieux *un vice dans la gélatine et la fibrine du sang!*

*

Vous conviendrez néanmoins qu'on ne voit pas encore bien clairement la raison de cette incompatibilité dans un cas, et de la compatibilité dans l'autre. Sans ôter à votre idée la prééminence sur celle des humoristes et en déprécier le mérite, il me semble qu'elle nous laisse dans le vague, dans les ténèbres, qu'elle n'explique rien; car vous ne dites pas précisément en quoi consiste cette *mauvaise composition* du sang. A la vérité, vous voulez bien nous avertir que *vous ne prétendez pas déterminer la nature chimique de l'altération du sang dans le scorbut* (1). En cela, vous faites preuve d'une modestie et d'une sagesse peu ordinaires. Il ne faut pas chercher à expliquer ce qu'on ne comprend pas: mieux vaut avouer le doute où l'on est. Au reste, votre esprit subtil, vous faisant pénétrer dans les mystères les plus cachés des *opérations de la chimie vivante*, vous avez le bonheur d'être rarement dans ce doute affligeant sur les

---

(1) Examen, etc., 2me. édition, page 580.

divers phénomènes pathologiques. Ainsi que des esprits pointilleux et moins heureusement dotés que le vôtre, cessent d'oser attaquer vos opinions; vous savez ce que vous avez à leur répondre : « Les » substances salines, dites-vous (1), qui » encroûtent les os, les cartilages, les » ligaments et les tuniques des vaisseaux » concourent à les rendre moins acces- » sibles à la dégénération scorbutique.

» . . . . , ... ,

» On apportera peut-être en preuve du » contraire la syphilis et les scrofules, » qui produisent le ramollissement et » l'inflammation des os; mais il y a de » l'Ontologie dans cette objection. » Il y a de l'*Ontologie!* voilà le grand mot! Il n'y a plus rien à dire, après que vous avez fulminé cette terrible sentence. Il y a de *l'Ontologie!* que répondre à cela? Je ne sais. Je ne connais pas de meilleure manière de réfuter quelqu'un; je ne connais rien de plus commode, dans une discus-

(1) Examen, etc., 2me. édition, page 579.

sion, que d'avoir une pareille formule toujours prête pour l'opposer à ses adversaires lorsqu'on ne sait plus que dire. Il y a de l'*Ontologie!* plaisant, admirable, merveilleux !

Au risque de m'exposer à tous les résultats facheux d'une pareille sentence, c'est-à-dire, de me voir regarder en mépris, par vous et les vôtres, il me vient en l'esprit une fantaisie dont je vous permets de rire, fort heureux si vous bornez là votre colère : c'est de composer *de toute pièce* une fièvre adynamique par le même procédé que *vous formez une fièvre rémittente pernicieuse* (1), en me servant de votre théorie. L'idée en est assez bizarre, et je la donne pour ce qu'elle vaut. Riez-en, je le répète, tant que vous voudrez ; je n'y tiens pas, et suis prêt à vous en faire le sacrifice. Je m'explique.

Les causes qui produisent le scorbut ne peuvent-elles pas agir sur un individu moins *prédisposé* à subir l'effet de leur influence

---

(1) Examen, 1re. édition, page 205.

que beaucoup d'autres? N'est-il pas possible encore que chez un autre, où la prédisposition serait plus marquée, l'action de ces causes soit moins énergique, et qu'elles exercent leur influence d'une manière plus lente? Répugne-t-il beaucoup à la raison, est-ce bien contraire à la saine physiologie de supposer que l'état morbide particulier où seront conduits alors peu-à-peu les solides et les fluides, et par suite les fonctions en général, et si vous voulez plus spécialement la nutrition, l'assimilation, donne lieu, enfin, à un mouvement fébrile (exempt de toute phlogose locale), qui amènerait l'exaspération des lésions dont nous venons de supposer l'existence? Je ne dirai pas que cette fièvre, cette réaction est l'expression des efforts *conservateurs du principe qui veille sans cesse à maintenir l'intégrité des fonctions dans tout l'organisme*, quoiqu'il me fût facile d'étayer cette opinion sur de graves autorités que vous ne pourriez récuser, puisque vous seriez à leur tête; mais vous pourriez me répondre sèchement qu'il y a de l'*Ontologie* dans mon fait, et je n'aurais plus d'observations à faire. Cependant, je crois pouvoir admettre la possibilité de cette réaction. Au surplus, si cette explication n'est pas de votre goût, pour vous faire voir que je suis accommodant, j'y renonce, et je vais essayer d'une autre, qui sera peut-être plus heureuse, et trouvera grâce auprès de vous. L'un et l'autre des deux individus dont il est question, ne peuvent-ils pas, en même temps qu'ils sont soumis à l'influence des causes sus-mentionnées, être exposés à l'action d'agens stimulans? Que résulterait-il alors de cette double modification? Une affection composée. Ce serait, par exemple, cette fièvre inflammatoire générale, cette fièvre que vous avez appelée *simple*, dont la durée pourrait être plus ou moins longue, selon les circonstances, réunie à *un état particulier des solides et des fluides, produit par une assimilation imparfaite, dans lequel il y aurait vice de la nutrition, mauvaise composition du sang*. Eh bien!

cette affection morbide, dont la marche doit être plus ou moins rapide, dont les symptômes doivent être plus ou moins intenses, selon l'Idiosyncrasie, l'âge, le sexe, le tempérament, les habitudes, la profession, etc. de l'individu qui en est atteint; je l'appellerais *fièvre adynamique*. Je pourrais vous en citer des exemples; mais ce n'est pas ici le lieu.

Or, si vous adoptiez cette manière de voir, vous ne seriez plus réduit à faire naître exclusivement la fièvre adynamique de l'exaspération de la *gastro-entérite* par suite d'un mauvais traitement; car on pourrait vous objecter que, plus d'une fois, malgré le traitement antiphlogistique et la diète absolue, la fièvre dite *adynamique* se développe spontanément, ou, si vous aimez mieux, la gastro-entérite marche avec une effrayante rapidité vers la fuliginosité, la lividité, la fétidité et la prostration. Enfin, M.r B., l'adoption de cette théorie sur la fièvre adynamique pourrait vous être utile à quelque chose. Ceci soit dit pourtant entre nous, et sans conséquence, surtout pour le traitement, dont il ne doit pas être question ici.

Je serais trop heureux, mon cher M.r B., si cette folie, si cette singulière conception prenait faveur auprès de vous; je me hasarderais alors de vous faire la proposition de composer, par analogie, de la même manière, la fièvre dite ataxique, toujours sans sortir de votre doctrine, et sans prétendre donner mes idées comme très-vraies, mais seulement pour faire une application de vos principes. Cette fièvre consisterait, par exemple, dans l'alliance de cette même *fièvre simple*, avec cet état particulier où se trouvent les nerfs lorsqu'ils ont éprouvé plus ou moins longtemps, ou plus ou moins énergiquement, l'influence des *agens* ou *modificateurs* sédatifs. Dans ce cas, je pourrais encore raisonner, comme je l'ai fait plus haut, au sujet de la fièvre adynamique, et vous citer, si j'en avais le temps, pour appuyer ma théorie, plusieurs exemples qui me sont propres, et ceux que l'on trouve chez les auteurs. Bien mieux, c'est que, peut-être, je pourrais soutenir, avec quelqu'apparence de vérité, que l'ataxie peut exister *isolée*, pour ainsi dire, par le fait seul de la sédation long-temps prolongée des nerfs, ou produite brusquement, sans le concours de la fièvre simple en question...... De même que la sédation trop intense ou trop durable des nerfs peut donner lieu à l'ataxie, elle pourrait encore résulter de la stimulation trop active de ces organes, ou de la persévérance de l'action stimulante qui agit sur eux.

B. Mais, dans l'un et l'autre cas, M.r D., vous auriez affaire à une *gastro-entérite*, puisque la fièvre ne peut pas exister sans que nécessairement l'inflammation de la muqueuse gastro-intestinale ne se développe, et alors vous parlez dans mon sens; votre explication rentre dans les principes et la théorie que j'ai exposés. Car il faut vous rappeler ce que j'ai dit en plusieurs endroits de mes ouvrages : « que les irrita-

» tions intenses de tous les organes sont
» constamment transmises à l'estomac,
» au moment de leur début (CX);..........
» que toutes les *fièvres essentielles* des
» auteurs se rapportent à la gastro-entérite
» simple ou compliquée (CXXXIX);......
» que toute irritation assez intense pour
» produire la fièvre, est une des nuances
» de l'inflammation : d'où il résulte que
» la fièvre n'existe jamais sans inflamma-
» tion de l'estomac.»

D. A cela, je ne répondrai pas, comme vous, qu'il y a de l'Ontologie dans votre objection; mais je me crois en droit de dire qu'il y a *pétition de principe*, puisque vous présentez comme démontré ce qui est encore en question....

« Ne savez-vous pas, au surplus, que
» les symptômes gastriques, les symptô-
» mes adynamiques et les symptômes
» ataxiques, sont tous également des
» phénomènes sympathiques, indicateurs
» des inflammations locales (1), » *en*

(1) Examen, 2me. édition, page 244.

général, s'entend; ce qui donne une extension de plus à votre théorie, agrandit le cercle des *irritations*, qui peuvent produire l'ataxie et l'adynamie, et prouve précisément le contraire de ce que vous venez de donner comme une assertion incontestable, *que toutes les fièvres essentielles des auteurs se rapportent à la gastro-entérite, etc....*

A la vérité, « tous les symptômes ci-
» dessus peuvent être excités par l'inflam-
» mation de la muqueuse digestive. Mais
» quelques-uns d'entr'eux, tels que les
» ataxiques, et même les adynamiques,
» sont aussi provoqués par d'autres in-
» flammations, comme on le voit, *dans*
» *les péritonites et les phénomènes sans*
» *complication gastrique* (1). »

Démonstration bien évidente qu'il peut exister de la *fièvre sans inflammation de la muqueuse digestive, et que toutes les irritations intenses de tous les organes ne sont pas constamment transmises à*

---

(1) Examen, Ire. édition, page 424.

l'estomac au moment de leur début. Et Dieu sait si vous avez toujours pensé ainsi ! Je trouve même les assertions que je viens de citer en opposition si manifeste avec votre doctrine, que je me persuade sans peine qu'elles vous sont échappées par inadvertance.

Vous m'objecterez peut-être encore que le système nerveux *n'est jamais isolément affecté;* je pourrais d'abord vous faire observer que, strictement parlant, aucun système ne peut être isolément affecté, soit à cause de la contexture nécessairement plus ou moins composée de chaque tissu; soit parce que chaque système organique, concourant à l'ensemble des phénomènes physiologiques qui manifestent la vie, conserve, avec les autres systèmes, des relations plus ou moins intimes; de sorte que l'objection que vous me feriez ne serait pas applicable seulement au système nerveux. En second lieu, quoique la plupart des maladies soient *locales* dans le principe, c'est-à-dire qu'elles commencent par affecter plus particulièrement tel ou tel organe, tel tissu organique, ou tel système d'organes, il y en a plusieurs sans doute qui, dès leur début, sont générales, et portent une atteinte sensible à toutes les fonctions, tandis que les autres prennent bientôt ce caractère d'universalité, pour peu qu'elles deviennent intenses. L'expérience nous le prouve chaque jour. D'où il suit que l'on pourrait regarder la *localisation* des maladies comme une ingénieuse hypothèse, si l'on ne prenait pas en considération l'inégale distributiou des forces sensitives et motrices, et leur prédominence momentanée ou fixe dans certaines parties de l'organisme; d'où il suit encore que la guerre faite par M.r B. aux médecins qui ont admis des fièvres essentielles dans leurs nosologies, est fondée sur des subtilités qui n'éclaircissent pas la matière.

Enfin, les idées que je viens d'émettre sur la fièvre ataxique, ne sont pas si éloignées qu'on pourrait le croire d'abord, de celles qui vous sont propres sur cet objet, et je pourrais citer, en faveur de mon opinion, votre propre témoignage, puisque vous convenez vous-même que les *groupes de symptômes* qui se manifestent dans *la fièvre ataxique, peuvent reconnaître, pour cause immédiate, l'irritation primitive du centre nerveux* (1); *que les morts subites résultent de la dépense des forces nerveuses, et sont communes à tous les cas avec ou sans phlogose, qui sont marqués par une vive exaltation des forces sensitives et motrices* (2); *que l'on observe des morts convulsives par causes morales et des asphyxies, à la suite desquelles on ne trouve souvent rien* (3); *que, dans certains cas, pour calmer l'irritabilité des nerfs, il faut avoir recours aux anti-spasmodiques et aux narcotiques* (4); *que, chez des personnes débiles et nerveuses, la colère provoque un état de tremblement et des vibrations nerveuses précipitées, qui épuisent et*

(1) Examen, 2me. édition, page 445.

(2) Idem, idem. 425.

(3) Idem, idem, 706.

(4) Idem, idem, 76.

nécessitent l'emploi subséquent des stimulans (1).

Enfin, j'ajouterai moi-même que la détonation de la foudre près d'un individu peut épuiser chez lui, en un instant, les forces de la vie, et le faire périr dans un état d'asphyxie ou de commotion, sans qu'il en résulte aucune plaie, ni lésion sensible quelconque.

Quoiqu'il en soit, je ne garantis pas l'existence réelle des fièvres adynamique et ataxique, mal-à-propos, peut-être, appelées *essentielles*. Mais je crois être un peu plus sûr de mon fait, à l'égard des autres maladies, mises au rang des fièvres essentielles par les nosologistes ; telles que la fièvre *bilieuse* et la fièvre *muqueuse*. Disons mieux, M.r B., vous avez déjà fait pour ces deux dernières affections ce que je viens de faire pour les premières. La gastro-entérite, avez-vous dit, compliquée de l'inflammation ou irritation du foie et d'une sécrétion bilieuse abondante, constitue la *fièvre* dite *bilieuse* ; comme

(1) Examen, 2me. édition, page 81.

cette même *gastro-entérite*, combinée avec la phlegmasie de toutes les muqueuses, et une sécrétion muqueuse considérable compose la *fièvre* dite *muqueuse* des auteurs, ou la fièvre catarrhale. Ces réflexions me font découvrir le motif secret de cette grande obstination à nier l'existence possible d'une *phlegmasie primitive du foie, chronique ou active, sans violence extérieure* (1). En effet, si cette phlegmasie ou irritation pouvait être primitive, il serait possible de supposer alors une abondante sécrétion de bile, innondant les voies gastriques, et *précédant la phlegmasie* ou *irritation gastro-intestinale*, les provoquant même par sa présence importune et ses qualités délétères, ou donnant lieu à une *réaction générale*, qu'on pourrait désigner par la dénomination de fièvre bilieuse; car vous savez que ce liquide est susceptible de *s'échauffer, se dépraver et devenir un drastique féroce* (2); et alors jugez des

(1) Examen, 2me. édition, page 37, prop. CXLIX.

(2) Phlegmasies chroniques, page

conséquences d'une pareille doctrine contre la vôtre! Mais vous l'avez si bien prévu, que vous avez avancé sans restriction votre proposition CXLIX.

B. « Vous ne voyez donc, dans les » organes de la digestion, que l'altération » de la bile? Certes, vous ne pourrez » jamais vous former une idée de la ma- » nière dont cette humeur est dans le » cas de produire les phénomènes sym- » pathiques (qui se manifestent dans le » cours de certaines maladies), à moins » de vous ranger sous les bannières de » Stoll, en faisant voyager la bile, et ad- » mettant la polycholie de l'auteur au- » trichien (1). Pourrez-vous déterminer » en quoi consiste le dérangement de la » sécrétion bilieuse? Adoptez-vous l'opi- » nion de ceux qui disent que le corps » se remplit d'humeurs âcres, et que la » dépravation s'introduit dans les liquides » en circulation? Est ce une dépravation » dans le sens des médecins à acides, de » ceux à alcalis, ou des acrimonieux à

(1) Examen, etc., 2me. édition, page 309.

» matières terreuses et excrémentitielles,
» infectant la masse du sang (1)? Seriez-
» vous partisans des médecins Humoristes,
» qui faisaient entrer dans leur théorie
» celle de la corruption, de l'inflammation,
» de la dissolution et de l'épaississement
» des humeurs, et qui admettaient encore
» que l'impuissance de l'action des solides
» laissait les matériaux nutritifs dans un
» état imparfait qui les conduisait à la
» corruption, à laquelle ajoutait néces-
» sairement la rétrocession des matières
» âcres de la transpiration, des urines,
» etc., ce qui devait, à la fin, produire
» une acrimonie désespérante dans les
» sucs qui abreuvaient les organes les plus
» nobles, chargés des fonctions les plus
» importantes au maintien de la vie (2)?»

D. J'ai de quoi répondre péremptoirement à cette boutade un peu vive contre les Humoristes, M.r B.; et j'ai en ma faveur une autorité irrécusable. En attendant, je vous ferai observer que, sans se livrer

(1) Examen, 2me. édition, page 272.

(2) Idem, idem, 36.

à toutes les exagérations des anciens Galénistes et des partisans de Stoll, relativement au rôle plus ou moins important qu'ils faisaient jouer aux humeurs dépravées et à l'altération de la bile dans la production des maladies; on peut pourtant n'être pas tout-à-fait hors des principes d'une saine physiologie, en prenant en considération l'état particulier des fluides et leur influence sur l'étiologie, le développement et la terminaison de la plupart des affections morbides. Je vous confesse même que j'ai, depuis long-temps, conçu le dessein de réconcilier, une fois pour toutes, les Solidistes et les Humoristes, deux sectes trop ennemies, et ayant chacune des droits réels à leur estime réciproque. Le temps et les forces m'ont manqué, sans quoi, mon ouvrage aurait pu être, pour vous, une belle occasion de faire briller votre talent satirique.

En attendant, voici comme je repousse la sortie que vous venez de faire contre les Humoristes : d'abord, je vous rappellerai, au sujet de l'épaississement des humeurs votre congestion passive; ensuite sur leur dépravation et leur altération; ce que vous dites rélativement au scorbut, que vous attribuez à la *mauvaise composition du sang, au vice de la nutrition, à l'altération* de la fibrine et de la gélatine (1) « Ainsi, le scorbut, ajoutez-vous » encore, est véritablement une maladie » humorale; et quoiqu'en puissent dire les » Vitalistes exclusifs et les Browniens, » elle n'est pas le pur et simple effet de » la débilité générale. Il est donc des cas » *où les maladies peuvent commencer par* » *les fluides; et c'est alors par les fluides* » *qu'il faut les attaquer* (2) » Certes, on ne peut pas être plus *Humoriste* que vous le paraissez ici. *Les maladies peuvent commencer par les fluides*, sans prendre en considération l'état où l'on peut supposer que se trouvent les solides antérieurement, à l'égard de leurs propriétés vitales, état qui, en introduisant des mo-

(1) Examen, etc., 2me. édition, page 579.
(2) Examen, etc, 1re. édition, page 286.

difications sensibles dans les sécrétions et les matériaux qui en sont le produit, a pu altérer *secondairement* la composition de ces derniers! Ce n'est pas que je sois disposé à combattre cette opinion, qui me paraît assez plausible; mais cette expression a-t-elle bien pu sortir de votre plume? Enfin, il est aisé de voir, par ce passage et beaucoup d'autres, que vous ne vous piquez pas d'une logique bien sévère, et que, dans la discussion, vous employez un couteau à deux tranchans, avec lequel vous coupez hardiment le nœud de toutes les difficultés qui se présentent, en faisant agir votre instrument tantôt d'un côté, tantôt de l'autre. Etes-vous aux prises avec les *Humoristes?* Il n'y a pas de *Vitalistes*, de *Solidistes* plus ultrà que vous. Faut-il lutter avec Brown? Vous puisez tour-à-tour vos argumens dans toutes les doctrines, et le même raisonnement qui vous avait servi à réfuter votre adversaire à la page 69, par exemple, est renversé bientôt après, à la page 71, par un autre. Tous les moyens vou conviennent, pourvu qu'ils vous servent à mettre l'ennemi hors de combat. La théorie de *Bordeu* sur la fièvre est presque la vôtre; aussitôt vous cherchez à détourner l'attention du lecteur, qui serait porté à faire un rapprochement dont l'effet pourrait être de diminuer, pour vous, le mérite de l'invention; et vous dites : « Selon lui (Bordeu), toute fièvre » dépend de l'inégale distribution des » forces; elle prend son origine dans » l'irritation d'un viscère. Jusque là c'est » fort bien; *mais cette irritation n'est* » *point rapprochée de l'inflammation* (1); et vous agissez ainsi envers les autres.

» Barthez a beaucoup observé les phé» nomènes sympathiques; *mais il s'en* » *est fait une fausse idée; ce qui revient* » *à dire qu'il les a mal observés* (2). » Hildebrand aurait été bien plus supé» rieur à ses compatriotes, *s'il n'avait* » *pas négligé la saignée*. Il est donc resté » bien au dessous de Tommasini, et n'a

(1) Examen, 2me. édition, page 339.
(2) Idem, idem, 384.

» pas même été jusqu'au point où Hip-
» pocrate, Gallien, Sydenham, Baglivi,
» et la plupart des anciens, avaient porté
» la thérapeutique des fièvres (1). Tom-
» masini s'aida des vues lumineuses de
» Gaubius, de Cullen, de Gianini, de
» Testa, de Monteggia. . . , ...

» Malgré les découvertes des Italiens,
» ils tiennent encore aux principes fon-
» damentaux de Brown (2). »

Tout cela prouve que votre ambition est de terrasser à vos pieds tous les auteurs anciens et modernes, et de rester seul debout au milieu de leurs dépouilles, dont vous ne rougissez pas de vous affubler quelquefois. Il faut avouer que vous vous présentez au combat, si non avec bonne foi, au moins avec vigueur et courage, et vous frappez et d'estoc et de taille, sans vous soucier si vos coups portent à faux. . . . . Les ruses sont permises avec des ennemis, me direz-vous peut-être. — J'en conviens; mais il faut qu'elles soient

(1) Examen, 2me. édition, pages 188 et 189.

(2) Idem, idem. 153.

de bonne guerre; et les vôtres n'ont pas toujours ce caractère de loyauté............. Enfin, vous poursuit-on jusque dans vos derniers retranchemens? vous criez à l'*Ontologie!* et vous vous persuadez que ce cri doit faire le même effet sur vos adversaires que la tête Méduse sur ceux qui la regardaient. Ainsi Hippocrate, Gallien, Baglivi, Tommasini, Prost, Monteggia, Pujol, Pinel, en un mot, tous les auteurs anciens et modernes, tous les médecins, présens et *futurs même*, si besoin est, sont ou seront, selon vous, de misérables *Ontologistes*, et vous ne cessez de le répéter à tout venant. Hunter, lui-même, « Hunter, à qui nous sommes redevables » des *premières bonnes distinctions* » *sur le siége* des phlegmasies, distinc- » tions dont on a su profiter pour l'avan- » tage de la science, et qui, plus tard, » ont *conduit notre Bichat* aux consi- » dérations de son anatomie générale (1), » Hunter est mis sans pitié au rang des

(1) Examen, 2me. édition, page 300.

» Ontologistes! Car, en trouvant, dans » l'ouvrage de Hunter, tant d'aperçus » ingénieux, tant d'idées profondes et » des vues si étendues, vous avez souvent » regretté que le *bandeau de l'Ontologie* » lui eût dérobé les rapports qui unissent » entr'eux les différents objets sur lesquels » s'est exercée sa méditation (1). » Convenez pourtant, M.r B., qu'il y a un peu d'ingratitude dans cette dernière accusation. Je suppose que M. Hunter fût *réellement aveugle*, comme vous prétendez nous le faire accroire, fallait-il oublier sitôt que Bichat avait puisé dans Pinel et dans Hunter, et que vous avez vous-même butiné dans Bichat. Au reste, vous avez enrichi votre doctrine du butin de bien d'autres, sans que pour cela vous ayiez été plus reconnaissant envers eux.

Mais je m'aperçois que je me suis fourvoyé un instant; et je m'empresse de revenir à mes preuves, en faveur de l'Humorisme.

---

(1) Examen, 2me. édition, page 502.

D'abord, il n'y a pas de doute « que
» certaines maladies peuvent trouver leur
» cause dans une dégénérescence particu-
» lière des fluides (1) ;

» Que la bile subitement dépravée par
» l'altération de l'action sécrétoire du
» foie, ... *peut occasioner un cholera*
» *inflammatoire* (2). ;

» Qu'une sécrétion brusque et copieuse
» de bile, comme dans les efforts criti-
» ques, la stagnation de cette humeur
» dans le canal intestinal, la décomposi-
» tion qu'elle y subit, *en conséquence de*
» *sa trop grande quantité*, sont des
» causes de dyssenterie (3);

» Que les *ingesta* trop abondants et
» trop irritants, 1.° produisent de la sur-
» irritation dans les voies gastriques,......
» soit que leur résidu trop copieux y
» éprouve quelqu'altération chimique,
» qui les rende importun pour la sensibi-
» lité du lieu, etc ; . . . .

(1) Examen, 2me. édition, page

(2) Phlegmasies chroniques, page 45, Ier. vol.

(3) Idem, idem, 204, 2me. vol.

» 3.° par leurs mauvaises qualités, ils » altèrent la composition des humeurs, » celles des solides, et leurs propriétés » vitales (1);

» Que des aliments putrides, altérés » par des préparations vicieuses,....... » deviennent causes d'affections morbides, » 1.° dans les voies digestives où *elles* » laissent un résidu disposé à la putré- » faction :.... *l'irritation y existe d'abord*, » *ensuite la faiblesse vient lui succéder*; » 2° dans les secondes voies, ou les vais- » seaux sanguins, *elles* produisent une » altération des fluides en circulation, et » de la fibrine mal élaborée que les mus- » cles sont *obligés* de s'approprier : c'est » le scorbut qui correspond, en effet, à » toutes les causes qui altèrent la nutri- » tion, c'est la *dépravation humorale* (2);

» Que les mauvais aliments ont donc » commencé par empoisonner, par cor- » rompre le sang (dans les principes du

(1) Examen, 1re. édition, pages 421 et 422.

(2) Idem, idem, 430.

» scorbut) (1); que les stimulants sont » de nul effet sur la Cacochimie du sang » (car ce mot, tout proscrit qu'il est, » convient fort bien ici) (2), en parlant encore du scorbut.

Vous voyez, M.r B., qu'il ne m'a pas été bien difficile de vous prouver la possibilité de la dépravation, de la corruption, enfin, de l'altération chimique de nos humeurs, et leur influence sur la production des maladies; et même, soit dit ici sans maligne intention, les phrases que je viens de citer vous donnent, sans contredit, un air de famille avec les *ultrà-Humoristes;* mais on dirait que vous êtes honteux de cette parenté, car, agissant en faux frère, vous affectez de les regarder en dédain, lorsque vous êtes en public, et ce n'est que dans le secret du cabinet, lorsque vous écrivez vos réflexions physiologiques sur vos tablettes, que vous avouez votre alliance forcée avec *ces médecins à acides ou à alcalis.* Je ne peux que louer

(1) Exemen, Ire. édition, page 286.

(2) Idem, idem, 287.

une conduite aussi prudente. Lorsqu'on veut réussir dans le monde, il faut, autant que possible, se plier à tous les goûts, et faire bonne mine à tous les partis. C'est ainsi que l'on parvient à s'attirer les bonnes grâces des uns et des autres, et que l'on peut jouir paisiblement d'une gloire acquise au prix des plus laborieux efforts. Voilà pourquoi, sans doute, vous ne cessez de faire, dans votre dernière édition, les concessions les plus étendues tantôt aux Humoristes, tantôt aux Solidistes, tantôt aux Mécaniciens, puis aux Vitalistes, aux Stahliens, aux Hippocratistes, voire même aux Browniens. J'espère que vous ne me taxerez pas d'exagération, et vous conviendrez de bonne foi que je ne dis rien que de très-vrai; si non, j'ai vingt citations toutes prêtes pour vous convaincre.

Et pour vous faire voir que je ne suis jamais au dépourvu de preuves, lorsque j'avance quelque chose, je ne veux pas quitter le *chapitre* de l'*altération des humeurs*, sans vous gratifier encore de deux ou trois petites citations qui s'offrent tout-à-coup à ma mémoire; et certes vous ne pourrez pas disconvenir qu'il y ait du *plus fin Humorisme* dans les phrases ci-dessous.

« La *décomposition* des fluides, comme » aussi l'excès d'animalisation ou la qua- » lité *délétère* de ceux-ci, peut détruire » d'abord leur activité vitale, l'un et » l'autre mécanisme étant probable (1).

» Le produit d'une sécrétion étant *dé-* » *pravé dans ses propriétés chimiques*, » peut devenir une cause assez puissante » d'irritation (2).

» Conservons donc cette idée des méde- » cins chimistes et humoristes, qui ont » décrit un état particulier du corps, » qu'ils appelaient *Alkalescence* (3). »

En est-ce assez, M.r B., pour ma justification?..... Je me crois donc en droit de conclure avec vous, «qui *concluez avec* » *les anciens*, qu'un mouvement trop

---

(1) Phlegm. chron., page 10, tome 1.

(2) Examen, 2me. édition, page 378.

(3) Phlegm. chroniq., 2me. vol., page 57.

» long-temps précipité de nos humeurs ;
» en s'opposant à la bonne assimilation
» et en épuisant le *pouvoir vital*, finis-
» sait par disposer nos fluides et nos solides
» à obéir promptement aux lois de la
» chimie brute (1).

À présent, je vais reprendre haleine ; après vous avoir prié, Messieurs, d'excuser la longueur de ma digression ; et je laisse M.r B. continuer l'exposition de sa doctrine.

B. CCXVIII. « L'irritation morbide peut
» être intermittente dans tous les appa-
» reils et dans tous les systèmes organi-
» ques,

» CCXIX. L'irritation morbide peut
» être continue dans un appareil, à un
» degré modéré, et s'y exaspérer pério-
» diquement, pour retomber ensuite à
» son premier état. Dans ces cas, quand
» elle y est modérée, elle excite peu de
» sympathie ; lorsqu'elle s'y exaspère, elle
» en développe un grand nombre : ce sont

(1) Phlegmasie chronique, tome 2me., page 83.

» les *fièvres* rémittentes, subintrantes, » etc., des auteurs. »

D. Monsieur, je trouve que votre CCXVIII proposition est rédigée d'une manière un peu obscure, et je la crois susceptible d'une double interprétation. Est-il question de la *localisation* de l'irritation intermittente, dont tous les appareils et tous les systèmes organiques peuvent être susceptibles, ou bien voulez-vous parler d'une *irritation intermittente* qui attaque à-la-fois tous les appareils et tous les systèmes organiques? J'adopte, sans plus délibérer, cette dernière interprétation, parce que je crois ce qu'elle exprime possible, et je place *cette irritation intermittente générale* à côté de votre *fièvre inflammatoire générale*, que vous avez appelée *simple*, sans les confondre pourtant; et j'en tire cette conséquence que le principe de la localisation des maladies n'est pas exclusif, puisqu'il admet des exceptions, d'autant mieux que le scorbut, dans votre système, est encore une *maladie générale*. Je m'empare donc de cette *irritation intermittente générale*, je place son siége dans les nerfs, et j'en déduis toutes les affections intermittentes, *sans complication de phlegmasies locales*; j'en fais ma fièvre intermittente ataxique simple, lorsqu'elle est arrivée à un certain degré d'intensité. Les anomalies qu'elle présente alors s'expliquent physiologiquement par la prédominence de cette *irritation nerveuse* dans tel ou tel organe, ou tel appareil; et, me servant de la mobilité naturelle au système nerveux, je me rends facilement raison pourquoi cette prédominence d'irritation se déplace quelquefois, et abandonne son siége primitif pour se fixer ailleurs. Au surplus, vous m'autorisez à raisonner ainsi, puisque vous admettez, assez gratuitement, un *fluide nerveux* et la *vibration des nerfs*. (D'où l'on voit que vous avez habilement mis à contribution les opinions d'autrui, même les plus surannées). Je vais plus loin : ne croyez-vous pas que l'exaltation de la sensibilité et de l'irritabilité précède toujours la phlogose? Peut-on concevoir une phlegmasie sans irritation nerveuse préalable? Ne peut-on pas alors se faire une idée de l'existence isolée de l'irritation nerveuse, locale ou générale, à un degré assez élevé d'intensité, pour produire les sympathies les plus irrégulières, les symptômes les plus désordonnés, sans donner lieu à aucune inflammation locale, surtout chez des sujets éminemment nerveux? Et si cet état survient chez un individu dont les liquides seront *altérés*, *décomposés*, *dépravés dans leurs propriétés chimiques*, qu'en doit-il résulter, si non une *fièvre adynamico-ataxique;* ou si vous aimez mieux représenter cette affection par des périphrases : une maladie dans laquelle on observe tout-à-la-fois *les anomalies nerveuses les plus intenses*, *réunies à tous les symptômes qui annoncent un défaut d'animalisation*, *de cohésion dans les solides et les fluides*, *avec prédisposition à une alkalescence ou putréfaction ; par défaut de résistance suffisante de la part du pouvoir vital*, *du principe conservateur, de la force organisatrice, ou enfin, de la chimie vivante.*

Qu'en dites-vous, M.r B., cette définition est-elle de votre goût? J'ose m'en flatter. Notez que j'ai oublié ici, et volontairement, de faire mention *du calorique, premier moteur*, voulant lui éviter l'affront de le faire figurer avec les puissances du *second ordre.*

B. Monsieur, CCXX « les irritations intermittentes et rémittentes sont toujours » avec exaltation de la sensibilité et de » la contractilité, et par conséquent avec » congestion !....

» CCXXI. Les irritations rémittentes et » intermittentes sont toujours des phlegmasies, des hémorrhagies, des névroses » ou des sub-inflammations qui se déplacent, et se terminent spontanément par » des métastases critiques. »

D. Il semblerait d'abord que vous voulez vous amender, M.r B ; mais on voit bientôt le contraire; car, selon votre doctrine, toutes les modifications de l'irritation intermittente peuvent être ralliées à l'inflammation. 1.° Nul doute à l'égard des *phlegmasies*; 2.° les *hémorrhagies*, étant toujours actives, présentent les mêmes indications que l'inflammation : elles sont donc identiques avec celle-ci; 3.° les *sub-inflammations* ne diffèrent des inflammations exquises que par le défaut de *rougeur* et de *chaleur* (1), et ces différences sont trop légères pour changer la nature inflammatoire des sub-inflammations; 4.° nous n'avons plus que les *névroses*, et vous savez mieux que moi si ce ne sont pas des inflammations plus ou moins intenses!....... Au surplus, espérons qu'un jour vous vous expliquerez plus franchement à leur sujet. Jusqu'à présent, nous sommes un peu en doute sur votre vraie façon de penser à leur égard, quoique cet objet ne soit pas le moins important de la pathologie......

J'ai encore à vous demander ce que deviennent les irritations intermittentes et rémittentes, lorsqu'elles ne se déplacent pas.

---

(1) Examen, 2me. édition, CLXXIX propos.

B. « Elles se convertissent en phlegma-
» sies, en hémorrhagies, en névroses ou
» en sub-inflammations continues, soit
» aiguës, soit chroniques (CCXXI). »

D. Bien ! point de guérison pour ceux qui sont atteints de ces *formes* ou *degrés* d'irritations, sans *déplacemens* ou *métastases critiques*; et alors ils peuvent se voir condamnés à des *hémorrhagies continues, aiguës ou chroniques! etc.*

Et les fièvres intermittentes dans quelle classe les rangez-vous? Sont-elles encore des gastro-entérites?

B. CCXXII. « Les fièvres intermittentes
» et rémittentes sont des gastro-entérites
» périodiques.

» CCXXIII. Chaque accès régulier de
» fièvre intermittente est le signal d'une
» gastro-entérite, dont l'irritation est
» transportée sur les exhalants cutanés,
» ce qui produit la crise : si l'irritation ne
» se déplace pas complètement, la fièvre
» est rémittente; si elle cesse de se dé-
» placer, la fièvre devient continue. »

D. Pour le coup, me voilà tout-à-fait

désorienté. Que signifie donc, dans votre langage physiologique, le verbe *déplacer*, que vous employez ici dans deux acceptions diverses, au moins en apparence? Par exemple, dans le cas d'une *fièvre intermittente*, en admettant avec vous que ce n'est autre chose qu'une gastro-entérite, on conçoit bien ce que vous voulez dire par déplacement complet, incomplet ou nul de l'irritation gastrique. C'est son transport sur les exhalans cutanés, etc. Mais cette théorie ne nous explique pas alors comment une fièvre continue peut exister, pourquoi elle ne devient pas toujours intermittente ou au moins rémittente; car, il est très-rare que, dans les affections fébriles aiguës, il ne se fasse pas un *transport plus ou moins complet de l'irritation*, vers la périphérie *et sur les exhalans cutanés*; d'où devrait résulter la cessation de la fièvre pour un terme plus ou moins long, c'est-à-dire, l'*intermittence* ou au moins la *rémittence*.

D'ailleurs, dans les cas cités, CCXXI,

où il ne s'agit pas, sans doute, des *irritations* intermittentes et rémittentes fébriles (s'il en était ainsi, vous vous seriez expliqué sans doute), comment s'opèrent *les métastases critiques?* Est-ce encore par un *transport de l'irritation* sur les *exhalans cutanés?* Ne croyez-vous pas qu'il puisse arriver d'autres métastases? Que le transport de l'irritation ne puisse se faire ailleurs que sur les exhalans cutanés? Toutes les métastases sont-elles véritablement *critiques?* Une crise, selon vous, est-elle donc essentiellement favorable et guérit-elle nécessairement? Et si la sueur est la crise naturelle d'un accès de fièvre intermittente et une crise salutaire, puisqu'elle amène la fin de l'accès, pourquoi de semblables crises, produites par d'autres évacuations, ne pourraient-elles pas avoir lieu comme celle là, soit dans les fièvres intermittentes, soit dans les fièvres continues? Alors, pourquoi l'art ne pourrait-il pas les provoquer quelquefois?........

Il paraît que la raison de tout cela tient à des *prédispositions* ou à des *lois inconnues*, sur lesquelles se trouve étendu un voile très-épais, que vous n'êtes pas près de soulever au moyen de votre doctrine. — Car, comment se fait-il qu'une gastro-entérite est continue? Comment une autre, qui paraît être au même degré d'intensité que la première, est-elle rémittente? Et comment une troisième est-elle intermittente?.....

Enfin, vous l'avez dit, les *fièvres intermittentes et rémittentes sont des gastro-entérites périodiques*. Faut-il vous croire sur parole? Pour moi, il me semble toujours, malgré l'assurance que vous nous donnez du contraire, que l'intermittence et la périodicité ont leur siége dans les nerfs, comme l'*inflammation* et la *continuité* ont le leur dans le système sanguin; et j'ai une répugnance extrême à reconnaître des *inflammations intermittentes à périodes réglées et rapprochées*. Car, « une phlogose ne disparaît point » tout-à-coup. . . . .

» Il faut une absence des irritants au

» moins de *quelques jours pour l'étein-
» dre* (1). »

Ainsi mon opinion, sur la nature et le siége des affections périodiques, trouve un appui favorable dans votre propre sentiment, et j'ai lieu de m'en féliciter. Tout ceci soit dit, au reste, sans nier que les maladies périodiques ne puissent *quelquefois se compliquer* avec une phlegmasie gastro-intestinale, ou avec celle de tout autre viscère, ou, enfin, avec une inflammation générale. Et pour preuves que les *fièvres intermittentes ne sont pas toutes des gastro-entérites*, je dirai 1.°
« que le médecin en chef des armées
» russes, M. Menderer, fut obligé, en
» Bessarabie, Moldavie, Valachie, où
» régnait une fièvre de mauvais carac-
» tère, de réserver le quinquina pour les
» cas où la fièvre, qui souvent était ré-
» mittente, *dégénérait en intermittente.*
» Ce qui veut dire que ce médicament
» n'eut du succès que lorsqu'il fut placé

(1) Phlegm. chron., 2me. vol., page 257.

» dans *un estomac débarrassé de tout* » *état phlogistique* (1); » 2.° qu'en explorant vous-même les cadavres d'individus morts de fièvres intermittentes, vous avez trouvé leur *muqueuse gastro-intestinale saine, quoiqu'ils eussent eu une fièvre assez violente* (2); 3.° que ces malades peuvent *mourir d'épuisement*, sans aucune phlogose, ainsi que vous vous en êtes assuré dans votre pratique, puisque vous nous en donnez un exemple dans la personne d'Allain (3); 4.° « qu'ayant pratiqué une » année entière, dans la Hollande et » dans la Belgique, vous n'avez pu y voir, » *comme vous l'auriez désiré, la com-* » *plication des affections gastriques* » *inflammatoires avec la fièvre intermit-* » *tente;* que vous n'en avez pu trouver » *qu'un seul exemple* (4); 5.° enfin, que » vous n'aviez pas voulu partager *l'opi-*

(1) Examen, 2me. édition, page 173.

(2) Phleg. chroniq., page 117.

(3) Idem, idem, 138.

(4) Idem, idem, tome 2me., page 127.

» *nion de M. Prost, qui attribuait*
» *exclusivement à la souffrance de la*
» *muqueuse gastro-intestinale les fièvres*
» *intermittentes, les fièvres ataxiques,*
» etc. (1).....

B. Monsieur, j'ai avoué que j'étais dans l'erreur alors......

D. Eh! pardon, j'oubliais cet aveu sincère et naïf qui vous fait honneur, comme nous l'avons vu au commencement de cette discussion, et prouve non-seulement votre grande modestie, mais encore votre rare franchise...........

Mais que pensez-vous de la fièvre intermittente pernicieuse?

B. (CCXXV). « Les fièvres dites per-
» nicieuses ne diffèrent des autres que
» par la violence et le danger des conges-
» tions. »

D. Cette proposition n'est pas assez développée. On désirerait des éclaircissemens un peu plus étendus, lorsqu'il est

---

(1) Phleg. chroniq., tome 2me., page 7.

question de maladies aussi graves. — D'ailleurs, la *violence de la congestion* ne devrait-elle pas être en raison directe de l'intensité de l'irritation, et le danger qui y est attaché ne devrait-il pas dépendre de l'organe plus ou moins essentiel sur lequel elle se fait? Cependant, combien de malades périssent promptement d'une fièvre intermittente pernicieuse, où l'irritation paraît très-légère, et se manifeste par des symptômes sympathiques ou locaux peu intenses, et n'affecte que des organes peu importans. La fièvre ataxique, par exemple, caractérisée par une sueur *excessive*, etc., etc., et par parenthèse, dans ce cas particulier, il y a pourtant une *métastase critique et un transport sur les exhalans cutanés*, qui, loin d'être funestes, devraient faire disparaître la phlegmasie gastro-intestinale..... Continuons la discussion.

B. (CCXXXIX). « Les rhumatismes » sont des phlegmasies fibreuses ou synoviales, produites par les viscissitudes » du chaud et du froid extérieurs.....

» (CCXXXI). La goutte ne diffère de » l'arthritis que par des circonstances qui » tiennent à l'âge ou à l'Idiosyncrasie » des sujets.

» (CCXXXIII). La forme de phleg- » masie articulaire que l'on appelle *goutte*, » est souvent, mais non toujours, com- » pliquée d'une gastro-entérite chronique » qui en modifie la marche, et appelle » l'irritation sur les viscères. »

D. Je ne prendrai pas la peine de vous demander, M.r B., pourquoi *les viscissitudes du chaud et du froid extérieurs*, ou, ce qui est la même chose, *les alternatives du froid et du chaud atmosphériques* produisent quelquefois *les fièvres intermittentes* (CCXVII), et d'autres fois *le rhumatisme* ou *la goutte* (CCXXIX); parce que vous me répondriez, sans hésiter, que, dans le premier cas, les sujets sont *prédisposés* à une fièvre intermittente, et dans le second, leur *prédisposition* est favorable au développement d'une phlegmasie articulaire; puisque la seule différence qui existe, ajouteriez-vous, entre *l'arthritis et la goutte, dépend de l'âge ou de l'Idiosyncrasie des sujets, c'est-à-dire, des différentes prédispositions dans lesquelles ils se trouvent*, de même que l'irritation de la gastro-entérite se communique par voie de sympathie, ou ne se communique pas aux articulations, selon que celles-ci sont ou ne sont pas *prédisposées* à cette communication (CCXXXV).

Tout cela est ainsi, par la même raison que *les infirmités multipliées qui tourmentent les vieux goutteux sont des sympathies de l'estomac, qui se sont accrues et se sont transformées en phlegmasies, en névroses, etc.*, où elles ne sont pas des sympathies, et alors ces *phlegmasies, etc., etc, sont primitives* (CCXXXVII), et « que, dans les phleg-
» masies articulaires chroniques et répé-
» tées, *l'irritation s'avance toujours de*
» *la circonférence vers le centre*; et qu'il
» est ainsi de *toutes celles de la périphé-*
» *rie* (CCXXXVIII).

Après ces explications sans réplique, je

n'ai pas la moindre observation à vous faire, si non que je resterai toujours dans le doute, à moins d'avoir encore recours à une *prédisposition particulière* ou à l'*Idiosyncrasie*, ce qui fait que lorsque l'*irritation de la gastro-entérite se communique aux articulations qui y sont prédisposées par les viscissitudes atmosphériques* (CCXXXV), il ne survient pas *toujours* une fièvre intermittente ou rémittente. Car il me semble qu'ici toutes les causes qui produisent ces pyrexies périodiques se trouvent réunies chez les mêmes sujets.

Quoiqu'il en soit, je suis bien aise de savoir que la *goutte* ne sera plus désormais appelée de ce *nom*. C'est une *entité* qui ne représente pas à l'esprit, bien qu'on en soit convenu, *cette forme particulière de phlegmasie articulaire qui diffère de l'arthritis par des circonstances qui tiennent à l'âge ou à l'Idiosyncrasie des sujets*, et que nous appelions *goutte* pour être plus court. Nous savons bien que l'essentiel est de s'entendre en pareil cas; que tout dépend des convenances; que le *mot* ne fait rien à la *chose*, lorsqu'on s'est suffisamment expliqué sur la vraie signification du premier; enfin, que *goutte* est une dénomination plus abrégée, plus simple, et adoptée par tous les médecins de tous les pays et de tous les temps, et que, pour cette raison, il faudra toujours continuer de s'en servir pour l'intelligence des auteurs anciens; n'importe, la dénomination de *forme de phlegmasie articulaire, que l'on appelle goutte*, pour la distinguer d'une autre *forme* de phlegmasie articulaire appelée *rhumatisme*, est une périphrase plus élégante, et convient mieux sous tous les rapports.

Ainsi, un goutteux me demandera-t-il s'il a la *goutte*, je lui répondrai non; vous avez une *forme* particulière de *phlegmasie articulaire*; et s'il me disait qu'il ne sait pas ce que signifie *forme*, je lui ferai observer qu'il n'est pas obligé d'être aussi savant que moi, et qu'il faut bien qu'il se contente de ma *forme*, puisque *forme* il y a. Vous éprouvez, ajouterais-je, des douleurs aux articulations, parce que l'irritation qui vous tourmente est une *forme* de phlegmasie articulaire. Tout aussi bien, il pouvait vous survenir une autre *forme* de phlegmasie articulaire, que l'on appelait autrefois *rhumatisme*, si vous y aviez été *prédisposé*. Il aurait été possible également, *selon les prédispositions*, qu'il vous arrivât d'être affecté d'une *gastro-entérite*, qui représente à elle seule, par ses diverses formes, toutes les maladies que nos vieux radoteurs appelaient improprement *fièvres essentielles*. Si la *forme* de votre phlegmasie articulaire vient à s'élever à un degré plus haut d'intensité, aussitôt elle sera réfléchie, répétée sympathiquement sur l'estomac, et la fièvre se mettra de la partie; c'est-à-dire, qu'alors vous serez *atteint d'une gastro-entérite*, dont la *forme* ne sera pas pourtant une des *formes* désignées plus haut. Supposons encore que votre *fièvre soit rémittente ou intermittente*, je dirai, sans craindre de me trom-

per, qu'elle tient à l'*alternative du chaud et du froid extérieurs, ou à toute autre cause, qui a modifié chez vous l'économie de la même manière que ces viscissitudes* (CCXXVII); ce qui veut dire qu'elle est rémittente ou périodique, parce qu'elle est rémittente ou périodique.........
Peste! pourra-t-il s'écrier, que d'innovations dans votre art ou plutôt dans votre langage! Au moins, voyez-vous plus clair dans la nature des maladies et dans les traitemens qui leur conviennent? Pas tout-à-fait, dirai-je; mais cela n'est pas bien nécessaire, et c'est le moins essentiel, puisque........

G. Allons, mon cher D., voilà de bien mauvaises plaisanteries. C'est avec juste raison que M. Broussais condamne les auteurs qui regardent la *goutte* comme un être réel, mal-faisant, qui peut se promener d'un point de l'organisation à un autre, et y porter sa funeste influence. Tout ce qu'il dit à ce sujet, propositions CCXXXIX, CCXL, CCXLI et ailleurs, est fort bon et digne d'être pris en considération par tous les praticiens.

D. Soit. Je trouve tout cela très-judicieux; mais, ne l'avait-on pas dit avant lui? A cet égard, il n'est que l'écho de beaucoup d'autres. Enfin, oubliez mes sottes plaisanteries, et poursuivons. A vous, M.r B.

B. (CCXLIX). « Les substances saturnines produisent, à petites doses, l'astriction de la membrane muqueuse gastro-intestinale, des convulsions douloureuses dans les plans musculeux du canal digestif, d'où résultent la colique, les vomissements et sympathiquement les convulsions des membres; mais, à haute dose, ou en raison de la disposition individuelle, elles provoquent une gastro-entérite plus ou moins associée à l'état convulsif. De là, de grandes variétés dans les effets des vomitifs, des drastiques, de l'opium et des sudorifiques, que l'on oppose à la colique de plomb. »

D. Ah! M.r B., vous avez failli échouer sur la colique de plomb. Il vous en a coûté de grands efforts pour éviter cet écueil; quelles subtilités n'avez-vous pas été contraint de mettre en œuvre pour expliquer, d'après votre doctrine, le mécanisme des convulsions, des coliques, des vomissemens et des symptômes sympathiques que l'on observe dans cette maladie; et surtout pour rendre raison des bons effets que produisent, dans ces sortes de cas, les évacuans, même drastiques, unis aux opiacés. Dans l'état de perplexité où vous vous êtes trouvé, que pouviez-vous faire de mieux, si non de convenir franchement que les phénomènes pathologiques locaux ou sympathiques, relatés plus haut, peuvent exister *sans gastro-entérite*, laquelle, en raison *de la disposition individuelle*, peut bien être plus ou moins associée à un état convulsif... Observons pourtant qu'il est question ici d'un *état convulsif et douloureux des plans musculeux du canal digestif sans gastro-entérite*. Mais voyons les autres propositions, M[r] B.

B. (CCLVI). « Tous les poisons phlo-

» gosants et escarrotiques, végétaux,
» animaux et minéraux, étant appliqués
» à la peau, à forte dose, développent,
» dans la muqueuse digestive, dans le
» cerveau et quelques-uns dans les pou-
» mons, une inflammation analogue à
» celle qu'ils ont excitée à l'extérieur par
» la transmission de l'irritation à l'inté-
» rieur.»

D. Vous avez dit quelque part, M.r B., que toute la thérapeutique pourrait consister dans la révulsion. Or, la révulsion vers la périphérie me paraissait bien la plus facile à opérer, et la moins susceptible d'entraîner des inconvéniens. Cependant, vous m'effrayez!... Les rubéfians, quels qu'ils soient, appliqués à l'extérieur, produiront toujours un certain degré d'irritation sur la peau; et en conséquence ils n'agiront qu'en développant, dans la muqueuse digestive, dans le cerveau ou les poumons, une inflammation analogue à celle qu'ils auront excitée à l'extérieur; et Dieu sait s'il ne faut pas y penser à deux fois avant de s'exposer à produire un tel effet! mieux vaut rester dans l'inaction....... Et alors que devenir, lorsqu'on reconnaît la nécessité de rappeler au dehors une irritation quelconque, qui s'est portée à l'intérieur par sympathie ou métastase?..... *Attendre*, sans doute, lorsqu'on ne se sent pas assez habile pour *mesurer avec précision* le degré d'irritation que l'on va réveiller sur la périphérie. Car, tout le monde ne peut pas être aussi savant que vous. « Si le pouls m'in-» diquait, dites-vous (1), une phlogose » trop intense, je cherchais à déterminer » si les vers ne causaient pas actuelle-» ment plus de mal que les évacuants » ne pourraient en faire, et quand la » *phlogose n'était pas des plus violen-» tes, je hasardais quelques émétiques.*» Très-bien, vous émétisiez lorsque le *pouls vous indiquait une phlogose trop intense, mais qui n'était pas pourtant des plus violentes!* Et vous calculiez ainsi, avec certitude, l'effet qu'allait produire

(1) Phlegm. chroniq., tome 2me., page 277.

le tartre stibié!..... J'admire encore bien plus votre sagacité dans le cas particulier ou « la facilité des digestions, l'absence » de cette morosité et de cette anxiété, » qui *sont inséparables* de la gastrite, » vous firent juger que l'irritation souf- » ferte par l'estomac n'était *point in-* » *flammatoire*..... Vous la crûtes vermi- » neuse. L'émétique fit rendre plusieurs » mètres de tœnia, et le malade fut dé- » livré de sa toux (1). » C'est agir en maître. Convenez néanmoins que, pour des personnes à peine initiées dans votre doctrine de l'irritation, l'emploi des éva- cuans, des irritans, des stimulans et des rubéfians, mais surtout celui du tartre stibié, est encore bien chanceux; car, avec ce dernier, on joue la vie du malade à *quitte ou double*.

En vérité, ces moyens énergiques ne peuvent être administrés sans danger que par des mains habiles comme les vôtres... Enfin, sans doute, l'habitude et la lecture

---

(1) Phlegm. chron., tome 2me., page 33.

assidue de vos écrits, nous fortifieront dans notre pratique; nous apprendront à *manœuvrer* avec ces médicamens comme un pilote habile manœuvre dans des mers inconnues; ainsi ne désespérons de rien.

B. Oui, Monsieur, ce temps de noviciat passera, et « un jour viendra que les mé-
» decins, plus physiologistes qu'ils ne
» l'étaient autrefois, sauront distinguer
» les cas où la révulsion est impossible,
» à raison de la désorganisation des viscères
» ou d'une habitude de souffrance trop
» invétérée, d'avec ceux où leur irritation
» n'est pas trop adhérente pour pouvoir
» être déplacée par la révulsion. Lorsqu'ils
» joindront à ces connaissances l'art d'es-
» timer la susceptibilité de leurs malades,
» et de distinguer l'organe sympathisant,
» le plus disposé à se prêter à la révul-
» sion, ils opèreront des guérisons admi-
» rables, parce qu'elles seront prévues
» et annoncées d'avance (1). »

D. Oh! la consolante prédiction, M.

---

(1) Examen, 2me. édition, page 345.

Broussais! Vous l'avouerai-je pourtant, loin de faire naître en moi les plus douces espérances, elle me jette dans le plus profond découragement. Que d'obstacles à vaincre, mon cher Monsieur, pour arriver à ce degré presque divin de perfection! Ce serait bien alors qu'un médecin serait un Dieu! Connaître lorsque *l'irritation n'est pas trop adhérente*, *apprécier à priori la susceptibilité de ses malades*, laquelle peut varier à tout instant, en raison de mille circonstances impossibles à prévoir, presqu'impossibles à déterminer; *distinguer l'organe sympathisant, le plus disposé à la révulsion;* apprécier encore, sans doute, la susceptibilité particulière de l'organe le plus disposé à cette révulsion, voilà, certes, ce qui n'est pas très-facile; et vous avez bien raison de dire que ces *cures seraient admirables*, si elles *étaient prévues et annoncées d'avance.*

Au surplus, je suppose que l'on parvînt à acquérir ces notions si difficiles, comment produire la révulsion? Nous venons de voir quel peut être le résultat des révulsifs appliqués à l'extérieur! (CCLVI) Ce sera bien pis encore, si nous voulons les introduire dans les voies digestives. Les modificateurs révulsifs, stimulans ou autres, seront d'abord présentés à un organe toujours *primitivement ou sympathiquement enflammé ou irrité. Or, aucun médecin ne peut être excusé de placer un irritant sur le point le plus irrité de l'économie; car les organes gastriques sont, en effet, ce point dans les maladies qui portent le nom de fièvres* (1), et dans presque toutes les autres affections morbides. Mais, le remède qui doit opérer une révulsion quelconque, ne peut être ni un sédatif, ni un anti-phlogistique, ni un délayant, etc.; il est nécessairement un *irritant plus ou moins intense.* Jugez des résultats, à l'égard des *organes gastriques* qui en reçoivent la première influence, quoique ces remèdes n'y soient adressés que par *transit.* Bien

(1) Examen, 2me. édition, page 258.

plus, ces révulsifs ont une destination choisie d'avance, puisqu'ils doivent seulement passer par l'estomac, et qu'on les administre dans l'intention d'exciter une irritation légère ou forte sur *l'organe sympathisant, le plus disposé à la révulsion*. Supposons encore que le remède soit *parvenu à son adresse*, et que *l'irritation désirée* ait été procurée précisément au *lieu d'élection*, cette dernière exaltation des forces vitales ne sera-t-elle pas, peut-être, une nouvelle maladie, qu'il faudra chercher à détruire à son tour par une autre révulsion? Et d'ailleurs, ne se répéterait-elle pas d'abord, pour peu qu'elle fût intense, sur la muqueuse gastro-intestinale? (CX) Et si les révulsifs employés doivent produire encore ou une abondante transpiration, ou une évacuation copieuse de bile, de mucosité ou d'urine. Tous ces effets, qui ne sont que l'imitation de ceux qu'opère souvent la nature, sans le secours de l'art, annoncent bien d'abord qu'on ne cherche et qu'on ne peut que chercher à suivre ses procédés; de plus, ils ne sont jamais que le résultat d'une irritation qui peut encore se *réfléchir* sur la *muqueuse gastrique*; si la *crise artificielle*, que l'on avait dessein de provoquer, *est incomplète ou nulle* : tout ceci soit dit en raisonnant d'après vos principes.

Enfin, admettons qu'il soit possible d'exécuter cette révulsion avec toute la précision que vous paraissez désirer; que l'on parvienne à savoir mesurer à *priori* l'intensité, la durée et l'effet sympathique de cette *irritation révulsive*, et choisir le lieu où il convient de la porter, de quels noms appelerez-vous les médicamens ou moyens thérapeuthiques qui sont destinés à produire ces merveilleux effets, et comment désignerez-vous leurs résultats? Ou je me trompe, ou bien ils seront de véritables *spécifiques* ; et, selon qu'ils porteront leur action sur la *vessie*, sur les *exhalans cutanés*, etc., etc., les dénominations de *diurétiques*, de *sudorifiques*, etc., leur conviendront; tandis que leurs résultats, ou le produit de leurs effets, seront des métastases critiques ou de vraies crises provoquées par l'art; que si ces dénominations ne sont pas de votre goût, et vous rapprochent trop de nos *anciens routiniers* (1), remplacez-les, si vous voulez, par telles autres dénominations que vous préférerez; mais comme le *nom* ici ne fait rien à la *chose*, vous ne m'empêcherez pas de conclure que vous faites généralement une nouvelle concession en faveur des *Ontologistes* présens et passés.

B. Monsieur, « les résultats sont extrême
» ment variés dans les traitements, suivant
» que la stimulation exercée sur les voies
» gastriques opère plus particulièrement
» sur leur tissu, ou prédomine par sym-
» pathie sur un autre organe. Je déve-
» lopperai ailleurs cette dernière idée,
» qui n'est que l'expression pure et simple
» des faits : elle fait disparaître les contra-
» dictions qui semblent résulter des
» guérisons de phlegmasie opérées par
» les stimulants (2). »

---

(1) Examen, 2me. édition, page 422.

(2) Idem, idem, 192.

D. D'abord, l'expression pure et simple des faits dans ce cas, n'expliquerait pas grand'chose, et ne ferait pas précisément disparaître les contradictions dont vous parlez. Je suis bien-aise de vous dire que l'effet *sympathique* des stimulans, appliqués sur les voies gastriques enflammées, rend leur emploi extrêmement dangereux, si l'on ne peut pas le prévoir d'avance d'une manière si non certaine, au moins très-probable, de sorte que la thérapeutique de ces phlegmasies demeure très-chanceuse et très-obscure; et si nous pouvons avoir cette prévision, je regarde l'effet des *stimulans* alors comme un *résultat spécifique*, et je suis autorisé à vous répéter ce que je viens de vous faire observer sur la spécificité des remèdes.

B. Monsieur, « que trouve-t-on de spé-
» cifique dans l'action de certains médi-
» caments? Ne vaut-il pas mieux dire,
» par exemple (lorsqu'avec les prétendus
» anti-goutteux on a guéri un malade de
» la goutte) que l'on a guéri une irrita-
» tion des tissus fibro-séreux avec des

» stimulants qui ont opéré la révulsion,
» ou le déplacement des points d'irritation,
» en excitant, à un haut degré, l'action
» de quelques sécréteurs et des exhalants
» cutanés (1).

» Quelquefois cependant on a besoin
» des révulsifs, de l'exercice et des for-
» tifiants; mais ces moyens actifs ne
» doivent être employés qu'avec la pré-
» somption qu'ils rétabliront l'équilibre,
» en détournant les forces du lieu sur-
» irrité, et les appelant à-propos sur ceux
» où elles manquaient.

» Le résultat de ces réflexions est que
» l'on doit, dans tous les cas possibles,
» *s'attacher à changer la forme entière*
» *de la maladie*; mais que cela doit être
» fait avec prévision, et dans un sens
» connu pour être favorable au rétablis-
» sement de la santé (2).

» Mais ce n'est pas que je reconnaisse
» la nécessité des *rafraîchissans*, des *dé-*
» *layans*, des *incrassants*, des *anti-pu-*

(1) Examen, etc., 2me. édition, page 246.

(2) Idem, idem, 371.

» *trides*, des *fondans*, des *dépuratifs*;
» tous moyens que l'on adressait autre-
» fois directement aux humeurs, sans se
» soucier de l'impression qu'ils pouvaient
» faire en passant sur les solides; tandis
» que d'autres médicaments avaient ordre
» de s'arrêter sur la fibre, soit pour la
» tendre, soit pour la relâcher, soit enfin
» pour y émousser une sensibilité exagé-
» rée (1). »

D. Je suis loin de vouloir approuver les écarts d'imagination des anciens, sur l'effet des prétendus *spécifiques*, qu'ils appelaient *incrassans*, *désobstruans*, *etc.* Cependant si, comme vous, l'on reconnaît la possibilité de la *corruption* des humeurs, serait-il si ridicule de croire à certains anti-putrides, à certains dépuratifs? Si l'on croit pouvoir trouver des moyens propres à *détourner les forces* d'un lieu sur-irrité, pour les appeler à *propos sur ceux où elles manquent*; s'il existe des médicamens *dont l'effet est*

(1) Examen, 2me. édition, page 37.

d'opérer une révulsion et le déplacement des points d'irritation, *en excitant à un haut degré l'action de quelques sécréteurs et des exhalans cutanés*, vous conviendrez qu'il faudra bien admettre que ces moyens thérapeutiques ont une vertu spécifique; et qu'on pourrait avoir raison de les appeler sudorifiques, diurétiques, purgatifs, irritans de tel ou tel organe, de tel ou tel tissu. D'où, etc.

B. « Monsieur, les sudorifiques, les diu-
» rétiques, les sialagogues, etc., n'agis-
» sent pas directement sur la peau, les
» reins, les glandes salivaires pour en
» augmenter l'action, ce n'est qu'un effet
» sympathique de l'estomac qui, stimulé,
» réagit sur les organes (1)..... »

D. Quel pitoyable faux-fuyant, Monsieur! Mais, toujours faudra-t-il convenir que tel médicament porte la réaction de l'estomac vers les reins, tel autre vers les glandes, etc. Cela revient au même. Au reste, ne proposez-vous pas d'employer

(1) Leçons de M. Broussais, page 74, 1er. vol.

des *spécifiques* dans les sub-inflammations internes, lorsqu'on a calmé l'irritation sanguine (1), quoique vous n'admettiez point de *vices* particuliers, ni aucune espèce de cachexie ?

Ainsi, lorsque l'expérience vous aura démontré, après des observations répétées, que tel médicament agit toujours, ou le plus souvent, de telle et telle manière ; qu'il porte son action plus particulièrement sur tel ou tel point de l'organisme, ou sur tel organe sécréteur ou excréteur; que les liaisons sympathiques de ces divers points ou organes avec les parties lésées dans certaines maladies rendent ces moyens très-utiles dans le traitement de ces dernières, pour opérer la *révulsion* et des *métastases favorables* ou des *crises*, il faudra bien que vous deveniez, malgré vous, *Ontologiste* comme les autres, et que vous admettiez des spécifiques.

Au surplus, laissons là cet objet, pour passer à une autre.

---

(1) Leçons de M. Broussais, page 76.

B. (CCLXII) « Il est toujours dange-
» reux de ne pas arrêter une inflamma-
» tion dans son début ; car les crises sont
» des efforts violents et souvent dange-
» reux, que la nature déploie pour sous-
» traire l'économie à un grand danger.
» Il est donc utile de les prévenir et im-
» prudent de les attendre. »

D. Quoi! *il est utile de prévenir et imprudent d'attendre les crises*, qui sont le résultat des *efforts que la nature déploie pour soustraire l'économie à un grand danger!* Je ne conçois pas bien cela. Il me semble que des efforts qui tendent à *soustraire l'économie à un grand danger*, doivent presque toujours produire des *crises salutaires :* à la vérité, vous faites observer que ces efforts sont *violens et souvent dangereux*. Précisément, j'en conclus qu'ils ne le sont pas toujours, et qu'il faut quelquefois s'y confier. Dès-lors, votre proposition est énoncée d'une manière trop exclusive, et qui implique contradiction.

S'il n'était question que d'une inflammation exquise, vous seriez d'accord avec tous les médecins prudens, qui, comme vous, pensent qu'*il est toujours dangereux de ne pas arrêter*, lorsqu'on le peut, une inflammation dans son début. Mais votre proposition renferme un sens beaucoup plus étendu; puisque, dans votre doctrine, toutes les maladies sont des *inflammations* ou *irritations*. Ainsi, le précepte est trop général et peut induire en erreur les praticiens qui l'adopteraient d'une manière exclusive. Ils croiront toujours *que l'art doit opérer. Ils ne feront pas à la nature l'honneur de la croire susceptible de quelqu'effort salutaire*, et se persuaderont « qu'il y a autre chose » à faire, dans les maladies fébriles, que » d'attendre paisiblement et en tâtant le » pouls, une crise par les sueurs, les » hémorrhagies ou les selles. » De sorte qu'ils mettront en usage la thérapeutique la plus active.

Enfin, quels moyens mettez-vous en usage pour arrêter une inflammation dans son début?

B. (CCLXIII) « Il y a quatre sortes de
» moyens d'arrêter la marche des inflam-
» mations. Les débilitans, les révulsifs,
» les toniques fixes et les stimulants plus
» ou moins diffusibles. »

D. Les toniques fixes et les stimulans plus ou moins diffusibles, au rang des moyens propres à arrêter la marche des inflammations, M. Broussais! Je ne vous reconnais plus à ce langage. On voit bien que vous cherchez à vous réconcilier avec les Browniens. Eh bien! moi, je ne les crains pas, M. Broussais, et je leur dis en face : *je n'aime pas les tonificateurs de profession*, et je ne croirai jamais que les stimulans puissent être avantageusement employés pour arrêter la marche d'une véritable inflammation. Voilà ma profession de foi.....

J'ajouterai qu'en supposant *qu'un tonificateur parvint à communiquer au tissu, qui commence à s'enflammer, une tonicité capable d'empêcher la congestion, il en résulterait que la force vitale agirait à l'instant sur un autre tissu,* etc. (1)....... On ne ferait donc qu'éluder le développement de l'inflammation et rendre le danger plus grand, parce qu'à la fin, la force vitale, épuisée ou très-affaiblie dans ces combats réitérés, n'opposerait plus qu'une faible résistance aux efforts de son ennemi.

B. Monsieur, c'est à tort que vous êtes si effrayé sur l'emploi, sagement mesuré, de ces moyens. Je vous ai dit et répété, en divers endroits de mes écrits, que ces médications réussissent quelquefois pour guérir des gastro-entérites aiguës. « Tous » ceux qui ont suivi mes leçons théori- » ques et pratiques, savent que j'oppose » fréquemment l'irritation à l'irritation, » et que je sais me rendre compte des » succès des toniques dans certaines nuan- » ces de l'inflammation (2). »

D. Vous êtes plus heureux que bien d'autres, M. Broussais!

B. « Vous n'ignorez pas, Monsieur, qu'il

(1) Examen, etc., 2me. édition, page 108.

(2) Examen, etc, 1re. édition, page 593.

» est des circonstances où les stimulants, » appliqués sur l'organe enflammé, font » disparaître la phlegmasie (1); et que » lorsque la guérison d'une inflammation » devient impossible, il faut administrer » des stimulants (2). »

D. Ma foi, M.r B., encore une fois, je croirais, en suivant ce précepte, que je vais hâter la mort du malade. D'ailleurs, ne lit-on pas, quelques lignes après, des reproches contre les Humoristes, dont les *traitemens sont d'éternelles stimulations.*

B. Oui, Monsieur, de funestes *gastro-entérites* sont le résultat de cette pratique. « D'ailleurs, l'efficacité de ces moyens » (les stimulants) fussent-ils bons par eux- » mêmes, deviendrait nulle par le mau- » vais emploi des aliments, dont la dose » n'est pas diminuée ou qui sont mal » choisis (3). »

D. Je commence à être un peu plus

---

(1) Leçons, etc., page 71.

(2) Idem, idem, 78.

(3) Phlegm. chron., page 250, tome 2.

rassuré sur l'emploi des stimulans dans les irritations. Puisque leur *efficacité* ne devient *nulle* que *parce qu'on choisit mal les alimens et qu'on n'en diminue pas la dose*, il ne s'agira que d'observer un peu plus rigoureusement les règles du régime; ce qui est très-facile à faire........

Au surplus, je vois avec plaisir que vous vous êtes, enfin, décidé *à rechercher pourquoi certaines phlogoses.......... préfèrent les stimulans aux adoucissans;* et que vous êtes parveuu *non-seulement à reconnaître ce qu'il y a de vrai, mais encore à rechercher quelles en sont les exceptions* (1). Jusque là j'approuve le résultat de vos recherches, et je suis bien fâché de ne pas vous trouver toujours d'accord avec vous-même sur ce point; car, si j'en avais le temps, je vous citerais plus d'un passage de vos écrits, où vous condamnez sans pitié les stimulans et les toniques quelconques dans les inflammations, ainsi que les évacuans.

B. Cependant, Monsienr, les évacuants sont également utiles dans les phlogoses.

---

(1) Leçons, etc., page 78.

Par exemple, « quelques signes d'irritation » gastrique chez *Laon*, me portèrent à » commencer le traitement par un vo- » mitif (1). »

D. Ah! Monsieur, il me serait facile, si je voulais en prendre la peine, de vous démontrer, en me servant de vos propres assertions, le danger de ces moyens contre les inflammations. Lisez seulement la page 71 de vos *Leçons*, *et vous verrez que la première des lois thérapeutiques qui concernent les phlegmasies*, *prescrit l'éloignement des causes productrices*. Or, ces causes tendent à exalter la sensibilité et l'irritabilité. Mais les évacuans produisent ce double effet, ainsi que les stimulans. Les uns et les autres sont donc des irritans; ils sont pernicieux dans tous les cas d'inflammation. Les employer dans ces cas, c'est donc manquer à la première des lois thérapeuthiques qui concernent les phlegmasies; donc votre CCLXIII proposition pêche contre cette

(1) Phlegmasie chronique, 2me. vol., page 117.

loi, que vous avez tracée vous-même dans vos ouvrages : elle est dangereuse, et vous met encore une fois en contradiction avec vous-même.

Voyons vos débilitans.

B. (CCLXIV) « Les débilitants, propres » à arrêter les inflammations, sont la » saignée, l'abstinence, les boissons émol» lientes et acidules ; mais la saignée est » le plus efficace de tous. »

D. Bon ! tant mieux ; nous aurons donc, dans les émissions sanguines, un moyen efficace pour attaquer et arrêter la marche de ces funestes gastro-entérites, que l'on rencontre à tous pas dans la pratique médicale. Nous pouvons même, au besoin, pousser la saignée jusqu'à la syncope, sans aucun inconvénient. (CCLXVI proposition) Il se présente bien quelques exceptions, que vous avez la bonté de nous faire connaître ; elles sont exprimées dans les CCLXVII et CCLXVIII propositions. Grand merci, M.r B , soyez tranquille ; nous nous raviserons à temps, et nous ferons toujours, à coup-sûr, *avorter les gastro-entérites;* c'est-à-dire, toutes les fièvres essentielles et autres maladies fébriles, en appliquant des sangsues sur l'épigastre. Nous savons, à n'en pas douter, que *le mot fièvre essentielle, excluant toute autre phlegmasie, suppose toujours une inflammation de la membrane interne des organes digestifs. Ce qui aurait dû faire comprendre, depuis longtemps, que si les saignées générales sont peu utiles dans ces fièvres, les saignées locales sur l'abdomen sont le remède par excellence de ces affections* (1).

B. Oui, cela doit être vrai, puisque je l'ai dit. Néanmoins, il faut agir avec prudence. « L'exemple de *Beau* m'avait prouvé » que la saignée n'éteint point une phlo- » gose de l'estomac sans le concours des » émollients; et je vis bientôt qu'avec » ces moyens on peut s'en passer. J'ai eu » depuis assez lieu de me convaincre que » les évacuations sanguines sont d'un bien

(1) Examen, 2me. édition, page 189.

» faible secours dans les inflammations
» des organes plats et membraneux, lors-
» que ces tissus ne sont point appliqués
» sur un parenchyme. » Vous avez lu aussi, dans les propositions CCLXVII et CCLXVIII, que « les saignées locales sont
» souvent nuisibles dans les anciennes
» phlegmasies des principaux viscères,
» lorsque le sang ne surabonde pas dans
» l'économie; qu'il est rare qu'elles n'aug-
» mentent pas alors la congestion; que
» les saignées générales ou locales, faites
» à une personne qui a peu de sang,
» augmentent les congestions viscérales,
» et produisent souvent par là des convul-
» sions et la fièvre. »

Je vous ai encore dit, page 139 de mes Leçons : « Chez un sujet fort, dont le
» pouls est enchaîné, dont la face, les
» yeux et la langue sont rouges, chez
» lequel on remarque des vergetures, ap-
» pliquez seulement un petit nombre de
» sangsues, de deux à six. Il serait inu-
» tile d'en appliquer quarante, cinquante,
» soixante, quatre-vingts, si le malade

» restait dans le même état, ou s'il allait
» plus mal après l'application des sang-
» sues. »

D. Voilà bien un excès de prudence, M.r B. : deux, quatre, six sangsues! que craignez-vous donc d'en appliquer un plus grand nombre? Avez-vous oublié qu'il *est dangereux de ne pas arrêter une inflammation dans son début; qu'une gastro-entérite, abandonnée à elle-même, tend nécessairement à la fuliginosité, à la lividité, etc., à la prétendue adynamie ou à l'ataxie?* Enfin, nous vous savons gré de vos bons conseils; mais vos dernières réflexions pourtant *viennent d'embrouiller la matière au lieu de l'éclaircir.* Dans quelles circonstances faudra-t-il donc faire usage de cinquante, soixante, quatre-vingts sangsues, si ce n'est dans les cas où l'on trouve réunis les signes d'une *gastro-entérite très-intense*, chez un sujet fort, *dont le pouls est enchaîné, la face, les yeux, la langue sont rouges?* Si ce ne sont pas là les symptômes les plus évidens de la phlegmasie des muqueuses gastriques, ceux qui exigent le plus impérieusement les émissions sanguines, je m'y perds.

Je lis encore, page 67 du dernier ouvrage que vous venez de citer : *que la saignée générale convient dans l'irritation des gros faisceaux ; que la saignée locale est mieux appropriée aux inflammations des membranes. . . . . Que l'application d'un petit nombre de sangsues augmente les symptômes déjà alarmans ; mais qu'une seconde ou troisième application fera cesser ce surcroît d'irritation, et de plus diminuera celle qui existait déjà*........ Que doit-on faire, je vous prie? Car, vous dites le *pour* et le *contre* si évidemment, qu'il est inutile que je rapproche, de cette dernière phrase, celle qui est plus haut, pour en faire ressortir l'opposition.

Voulez-vous encore une citation : « Si » l'on vient à pratiquer une *légère* » *saignée* locale dans une forte phleg- » masie des voies gastriques, il se fait » sur ces viscères un afflux impétueux,

» qui, loin de la diminuer, ajoute à » l'inflammation (1). »

Vous voyez bien, mon cher M.r B., que les praticiens ne sont pas très-avancés avec de pareils préceptes, et qu'il est nécessaire que vous leur en présentiez de plus clairs. En attendant le fruit de votre expérience à cet égard, que feront-ils? Suivront-ils prudemment la médecine hippocratique, caractérisée par *l'expectation et l'inertie* (2), et non moins pernicieuse que le Brownisme (3)? En cela ils suivraient l'exemple que vous leur donnez dans les cas extrêmes où vous mettez cette expectation bravement en usage. (CDLVIII propositions et les propositions sur le Typhus).

A présent, M.r B., encore une fois, veuillez bien nous dire à quoi nous pourrons reconnaître l'inflammation de l'estomac?

B. (CCXCII). « L'excès d'irritabilité

(1) Examen, 2me. édition, page 69.

(2) Idem, idem, 531.

(3) Idem, idem, 352.

» de l'estomac, ne se manifestant pas » toujours par la douleur, ni par le vo» missement, mais plutôt par la violence » de la fièvre, par le délire, par la stu» peur, par les mouvements convulsifs, » ces sympathies doivent suffire au pra» ticien, pour le déterminer à renoncer » aux stimulants. »

D. Je réponds à cette proposition par cette autre, déjà citée : « *La douleur » est la cause provocatrice des phleg» masies*. Il est donc très-exact de dire » que les troubles sympathiques sont, » aussi bien que les désordres locaux, en » raison *directe de la douleur* (1).

B. (CCCVII). « Celui qui ne sait pas » diriger l'irritabilité de l'estomac ne saura » jamais traiter une maladie. La connais» sance de la gastrite et de la gastro» entérite, est donc la clef de la patho» logie. »

D. Voilà ce qui s'appelle prendre un ton ferme et doctoral. Mais quand on

---

(1) Phlegmasies chroniques, page 45, Ier. vol.

parle avec autant de fierté que vous, il faut être clair, et surtout conséquent (1). Réunissez-vous ces deux conditions? Soyez votre propre juge. Enfin, c'est là votre dernier mot, le dernier coup de massue que vous portez à tous les *Ontologistes* présens et passés..................... On vous attaque; vous boudez. On persiste; vous vous fâchez sérieusement, vous frappez à tort et à travers; vous renversez de vive force toutes les *entités* qui s'offrent à votre colère........... Cependant, lorsque vous vous trouvez pressé par vos adversaires, vous leur faites habilement quelques concessions par ci, par là; (CCXCVI, CCCIV, CCCV, CCCVI et CCCVII propositions). Puis, vous vous relevez brusquement, et tout-à-coup prenant votre arme favorite, vous coupez le nœud qui fait la difficulté. . . . . *La gastro-entérite*, vous écriez-vous alors, *est la maladie universelle, la maladie par excellence. Ainsi, la con-*

(1) Examen, 2me. édition, page 767.

*

naître, c'est avoir la clef de la pathologie.

B. « Oui, Monsieur, il n'appartient » qu'aux médecins qui connaissent par» faitement la sensibilité et les relations » sympathiques de la muqueuse des or» ganes digestifs, de manœuvrer avec les » médicaments irritants, de manière à » faire servir l'influence de l'estomac à » la guérison des affections irritatives (1). »

D. Dieu soit loué! M. Broussais, grâces à votre doctrine physiologique ou de l'irritation, nous serons à présent tous bons pilotes, et ce sera avec la plus grande facilité que nous parviendrons à *manœuvrer avec les médicamens irritans*,........ *pour guérir les affections irritatives*.... .... Malgré ces belles espérances, je doute encore que les *irritans* puissent être appliqués avec avantage, et sans aucun danger, sur *un estomac véritablement irrité*. Vous savez ce que je pense à cet égard, je n'y reviendrai pas ici..... Je vous laisse donc la parole.

---

(1) Examen, etc., 2me. édition, page 286.

B. (CCCLXXXIII). « La meilleure mé-
» thode pour guérir sûrement les inflam-
» mations à exaspérations périodiques,
» consiste à traiter d'abord anti-phlogis-
» tiquement, durant la chaleur, de ma-
» nière à rendre l'apyrexie complète; à
» continuer ce traitement après l'accès;
» à donner le quinquina et les autres
» toniques pendant toute la durée de
» l'apyrexie; à faire prendre des stimu-
» lants diffusibles au moment du frisson,
» pour revenir ensuite aux boissons rafraî-
» chissantes, lorsque la chaleur est déve-
» loppée. »

D. J'ai toujours regardé cette méthode, qui ne vous est pas personnelle au reste, comme la seule bonne, ou au moins la meilleure, dans beaucoup de cas, à l'exception de l'emploi *des stimulans pendant le frisson*.

Mais, d'après votre doctrine, doit-on en faire l'application *aux fièvres intermittentes*, qui sont toujours, selon vous, des *inflammations à exaspération périodiques?* Manière de s'exprimer qui, pour le dire en passant, semble faire présumer que l'*inflammation persiste toujours*, dans ces fièvres, à un degré plus ou moins léger, et qu'elle *s'exaspère périodiquement......* Ne tremblez-vous pas, M. Broussais, d'oser proposer l'usage des stimulans diffusibles au moment du frisson, *lorsque le refoulement des forces concentre l'irritation dans les viscères et surtout dans l'estomac?* Ne craignez-vous pas, par ce moyen, de donner lieu à une gastro-entérite aiguë continue?

Exposons votre théorie des fièvres intermittentes, et nous verrons si vous êtes conséquent. Page 202 de votre I.re édition de l'Examen, etc., vous avez établi trois degrés d'intensité d'irritation gastro-intestinale, pour arriver jusqu'à la fièvre *rémittente*. Deux feuillets plus loin, page 207, le troisième degré d'irritation constitue la *fièvre intermittente;* et la *fièvre rémittente* se trouve comprise dans le second degré. Vous dites, page 210, que l'accès d'une *fièvre intermittente* est une inflammation avortée, et vous mettez le *type* de cette fièvre sur le compte de la *prédisposition individuelle*; ce qui d'abord répand une vive lumière sur cet objet......,

M.r B., entendons-nous : les *fièvres essentielles* sont toutes, sans exception, des *gastro-entérites*. Selon le degré d'intensité de cette phlegmasie locale, nous verrons se développer tantôt des fièvres continues avec paroxismes, et tantôt des fièvres rémittentes ou intermittentes.

Un accès de fièvre intermittente est *une inflammation avortée*, *qui laisse les viscères et toute l'économie*, *affaiblis par la dépense des forces nerveuses*, *et le sujet exposé à l'influence des causes qui peuvent reproduire le refoulement et la congestion* (1). De sorte que chaque nouvel accès de fièvre *intermittente est une nouvelle inflammation avortée*, *engendrée par l'action renouvelée des causes qui peuvent reproduire le refoulement et la congestion chez un sujet qui reste*

(1) Examen, 1re. édition, pages 207 et 208.

plus ou moins disposé à recevoir leur influence, par l'effet d'un ou plusieurs accès antécédens qui l'ont affaibli. Aussi avez-vous regardé *l'éloignement de ces causes comme la première des lois thérapeutiques qui concernent les inflammations, soit périodiques, soit continues.*

Or, supposons que cette théorie des *inflammations* à exaspérations *périodiques*, quoiqu'un peu obscure, soit vraie, que devons-nous faire pour diminuer la force et la durée des accès, et prévenir leur retour? Sans doute, s'il se peut, faire avorter, dans son principe, l'inflammation qui les provoque; et lorsqu'elle n'existe plus, à la fin des exaspérations, éviter de la rappeler, afin d'empêcher le développement d'un accès subséquent; et pour obtenir cet avantage, éloigner le sujet, qui vient d'en être atteint, de *l'influence des causes qui peuvent reproduire le refoulement et la congestion.* On croirait bien que c'est là le devoir du médecin qui veut être conséquent. Mais pas du tout; M. Broussais pense tout autrement que le *vulgaire*; il n'a pas *des idées aussi simples, aussi grossières* (1), *aussi communes*; il sort de la route bannale et naturelle, et recommande de *tonifier, d'employer les stimulans, de provoquer une excitation artificielle, de l'entretenir d'une manière continue* (2); c'est-à-dire, de *phlogoser* ou pour le moins *irriter de nouveau* la muqueuse *gastro-intestinale*, sans doute *encore très-disposée à s'enflammer; d'accumuler les forces sur les viscères inférieurs; de renouveler cette congestion* (que l'on devrait éviter), afin que cette *irritation, cette excitation artificielle, qui se répète sympathiquement sur la périphérie, prévienne le retour du mouvement centripète des forces vitales qui aurait produit un nouvel accès* (3); ce qui veut dire, en d'autres termes, *provoquons artificiellement un accès, pour prévenir*

(1) Examen, 2me. édition, page 583.

(2) Exemen, 1re. édition, page 319.

(3) Idem, idem, 319.

le retour d'un accès. Admirable raisonnement !.....

Puisque nous nous occupons un instant des fièvres intermittentes, je vous ferai, à leur sujet, une ou deux questions, dussiez-vous les regarder comme *insolentes* (1). Le quinquina prévient le retour d'un accès, en provoquant une irritation artificielle sur la muqueuse digestive; d'où vient que tout autre tonique ou stimulant, qui *provoque* aussi cette *irritation* artificielle, n'arrête pas la fièvre intermittente, et s'il la fait disparaître quelquefois, pourquoi n'est-ce jamais aussi sûrement que l'aurait fait le quinquina ?

Comment expliqueriez-vous la guérison d'une fièvre intermittente rebelle qui a même résisté au quinquina, je ne dirai pas au moyen d'un excès dans le boire ou le manger, parce que vous trouveriez à vous tirer d'embarras avec le principe de la *révulsion ;* mais, par un mouvement de frayeur, un accès de colère, ou une joie vive et imprévue?

---

(1) Examen, 1re. édition, page 381.

Je vais plus loin. Dans votre théorie exclusive de l'*inflammation*, trouverez-vous une explication plausible 1.° de la cessation subite des accès d'épilepsie qui avaient successivement atteint tous les malades d'une salle d'hôpital, par la frayeur qu'un grand médecin inspira à ces malades, en les menaçant du cautère actuel; 2.° de l'effet préservatif de la vaccine, etc., etc.?

Enfin, terminons au plutôt notre discussion, qui est peut-être déjà trop longue. Qu'avez-vous encore à dire, M.r B.?

B. Peu de chose. (CCCLXXXIV) « Le » quinquina et les stimulants, administrés » pendant qu'il reste de l'inflammation » dans les voies gastriques, élèvent la » phlegmasie à l'aigu et continu, ou l'en- » tretiennent dans une nuance chroni- » que en faisant cesser les accès. Alors, » l'irritation et la congestion se dévelop- » pent dans les viscères parenchymateux. » C'est de cette façon que le quinquina » produit les obstructions.

» (CCCLXXXVI). Les obstructions

» des viscères parenchymateux (foie, » rate, poumons), surviennent quelque- » fois dans les fièvres intermittentes, sans » que l'inflammation de la muqueuse passe » à l'état continu : alors, elles se guéris- » sent par le quinquina, administré du- » rant l'apyrexie. »

D. Il parait que vous avez juré de vous rendre toujours plus inintelligible, M.r B.; vos oracles sont toujours à double sens. 1.° Pourquoi osez-vous conseiller, encore un coup, l'usage des *stimulans*, pendant le frisson, dans les inflammations à exaspérations périodiques, c'est-à-dire, au moment où la *muqueuse gastrique est frappée d'une phlegmasie à l'état aigu?* (CCCLXXXIII) Puisque le *quinquina et les stimulans administrés pendant qu'il reste de l'inflammation, exaspèrent nécessairement cette inflammation (supposée même*, selon vous, *au-dessous de l'aigu), ou produisent les obstructions* (CCCLXXXIV).

2.° Comment se fait-il que le quinquina produit quelquefois les obstructions, et que d'autres fois il les guérit, de même que les stimulans, quoiqu'ils soient employés dans des circonstances analogues.

B. Monsieur, « certains stimulants, en » développant les sympathies, augmen- » tent l'action des sécréteurs, accomplis- » sent la dépuration des fluides, etc.,....... » et provoquent les résorptions des en- » gorgements (1). »

D. Il est plaisant de vous voir tomber ainsi dans les mêmes défauts que vous reprochez aux autres; et *j'ai toujours remarqué que les vices contre lesquels vous vous emportez le plus, sont précisément ceux auxquels vous êtes le plus sujet* (2). Car, outre la phrase que vous venez de citer, je pourrais vous rappeler ce que vous dites quelque part, qu'une *gastro-entérite aiguë* sert de *crise* quelquefois à une *gastro-entérite chronique* (3). Pourtant, lisez la page 343, 2.e édit.

---

(1) Leçons, etc., 1er. vol., page 76.

(2) Examen, 2me. édition, page 490.

(3) Voir encore ce qui est dit plus haut.

de l'Examen, et vous verrez que Bordeu, « sans s'arrêter à la recherche des modi- » ficateurs, sous l'influeuce desquels un » organe est devenu douloureux, s'est » gonflé, s'est engorgé, sans se douter » que ceux qui lui correspondent ne souf- » frent que de sa douleur, l'auteur prend » dans ces sortes d'affections (les maladies » chroniques) tous les troubles de l'éco- » nomie pour les indices d'un *travail éla-* » *borateur impuissant*, et par là trop » prolongé, et s'imagine obéir à la voix » de la nature, en prodiguant les stimu- » lants pour l'accélérer. De là, le précepte » qu'il donne, sans balancer, *d'ajouter à* » *l'irritation, et de transformer les ma-* » *ladies chroniques en aiguës, afin d'ob-* » *tenir une crise*...... »

Voilà bien encore une nouvelle preuve de cette vacillation, de cette incertitude qui sont le propre de votre doctrine. La *contradiction*, l'opposition dans les principes semblent en être le caractère principal..... Mais voyons rapidement la fin de cette conversation. Nous pourrons nous réunir une autre fois, et recommencer; j'espère que je trouverai encore bien des observations critiques à faire. A vous, M.r B.

B. (CDXXIII). « La débilité est le plus » souvent le produit de l'irritation, et » quelquefois constitue seule la maladie. »

D. Il faudrait un commentaire pour nous expliquer le vrai sens de cette proposition. Je crois pourtant y reconnaître que vous admettez la faiblesse indirecte de Brown (1), et que vous convenez que la débilité peut quelquefois exister *seule primitivement*, et qu'il y a des agens, des modificateurs qui la produisent, en *éteignant la vitalité sans produire de* réaction appréciable (CDXXXIII).

Enfin, Messieurs, que de choses à relever encore dans les écrits de l'auteur que nous venons de commenter, et que j'ai osé censurer! Contradictions évidentes, propositions obscures, assertions à double sens, vague dans les idées, vacillation dans les

---

(1) Examen, 1re. édition, page 456.

principes, trivialités, explications subtiles, à l'occasion desquelles on pourrait dire, comme Mr Broussais, au sujet de Mr Hernandez : « Les philosophes purs, dont » notre confrère le docteur Renauldin » nous a fait connaître si plaisamment » le langage précieux, ne s'expliqueraient » pas d'une manière plus transcendante » (1). »

Par exemple : quoi de plus curieux que les subtilités employées dans la CDXVII proposition, pour expliquer le bon effet des stimulans et des purgatifs dans les inflammations ?

Quoi de plus trivial que ce que l'on lit dans les CCCXCVIII, CD propositions et suivantes, surtout dans la CCCXCIX, où l'on voit que les ingesta stimulans *produisent la révulsion, où ne l'opèrent pas*, ainsi que dans la CDXV, etc.

Que trouve-t-on dans les CCCXCII propositions et suivantes josques à la CCCXCVII, qu'on n'eût déjà dit et répété sur les hydropisies avant M[r]. B. . . . .

(1) Examen, 1re. édition, page 72.

Mais récapitulons, en peu de mots, Messieurs, et voyons si la doctrine de l'irritation, dite physiologique, telle qu'elle est exposée et développée dans les écrits du docteur Broussais, a fait faire beaucoup de progrès à l'art de guérir. Je me demande ce que la science doit à cet auteur, et je vois que son lot n'est pas bien considérable.

En physiologie, rien de neuf. Quels points douteux a-t-il éclairci? Je l'ignore. Non que je veuille dire, pour cela, que sa physiologie ressemble parfaitement à celle des autres physiologistes. On doit toute la vérité dans une discussion sérieuse, où il s'agit de rendre à un auteur toute la justice qu'il mérite. Je suis trop équitable moi-même, pour ne pas m'empresser d'accorder à M. Broussais tout ce ce qu'on lui doit. Mais, je veux être sévère autant que juste. Aucune considération ne doit faire trahir la vérité à celui qui traite des grands intérêts de l'humanité. Rendons à César ce qui appartient à César; mais rien de plus. Je conviens donc que l'idée de faire *mettre en jeu, par le calorique, la puissance créatrice ou la chimie vivante*, appartient à l'auteur de l'Examen, etc. J'avoue que nous étions en peine, avant cette belle conception, de trouver un *premier moteur physique, matériel;* mais à présent plus d'embarras : le calorique remplit cette haute fonction dans la création des êtres organisés; et c'est à M. Broussais que nous sommes redevables de ce bienfait. C'est, ma foi, une belle inspiration! C'est encore cet auteur qui a découvert que les irradiations sympathiques parviennent directement au cerveau; et de là, se réfléchissent sur les divers organes. Mais, à cet égard, rien de bien positif. Rien de plus prouvé que bien d'autres choses.

B. Monsieur, vous ne parlez pas des sympathies qui lient les organes entr'eux, et de l'influence qu'exerce l'estomac sur toute l'économie.

D. Monsieur, ignorez-vous le *Consensus* d'Hippocrate? Et d'ailleurs, que nous fait connaître M. Broussais, à ce sujet, de plus que les Stahl, les Van-Helmont, les Bordeu, les La Caze, les Barthez, les Bichat, les Cabanis, les Richerand, etc. et tant d'autres?

B. A l'égard de la physiologie seulement; mais en pathologie.

D. En pathologie! nous allons voir. Je sais que c'est là que M. Broussais a placé ses plus beaux titres de gloire. Mais, croyez-vous qu'il ait beaucoup reculé les limites de cette partie importante de l'art de guérir?

Etiologie. Les fièvres essentielles des auteurs sont constamment, selon l'auteur de la doctrine de l'irritation, des *gastro-entérites méconnues jusqu'à ce jour.*

1.° Il est faux que les auteurs qui l'ont précédé aient *méconnu la gastro-entérite* et ses complications, avec ce qu'il appelle la disposition bilieuse, muqueuse, etc. Je ne prendrai pas la peine de réfuter cette assertion hasardée de sa part. Je conviendrai pourtant, qu'entraînés quelquefois par les illusions systématiques, les praticiens n'ont pas toujours aperçu ces gastrites et leurs complications là où elles existaient réellement. Mais on pourrait dire, avec autant de fondement, que M.r B. les voit le plus souvent là où elles n'existent pas.

2.° Il résulte, de ces dernières réflexions, que nous n'avons pas encore acquis la conviction que toutes les *fièvres sont des gastro-entérites.*

3.° Ce fait n'étant pas démontré, on peut demander si la phlegmasie intense d'un autre organe que l'estomac ne peut pas produire quelques-unes des fièvres dites essentielles, sans la participation de la phlegmasie de la muqueuse gastro-intestinale.

4.° Cette phlegmasie d'un ou de plusieurs viscères, que nous supposons exister isolément et indépendamment de la gastro-entérite, peut aussi bien, dans certains cas, se compliquer de cette dernière, comme de celle de tout autre organe; et de ces circonstances diverses résulteront nécessairement des modifications dans le développement des symptômes et dans la nature des maladies. Cependant, M. Broussais n'a parlé que très-vaguement de tous ces phénomènes pathologiques, et nous a laissé dans l'enfance de l'art à ce sujet, soit par rapport à la séméïologie ou à la thérapeutique, soit même quant à l'étiologie.

5.° Bien plus : sa théorie tend à enrayer la marche de la science, relativement à cette partie essentielle de la pathologie: car, en rapportant toutes les fièvres et la presque généralité des autres maladies à la gastro-entérite, en fixant exclusivement l'attention des médecins vers l'irritation des voies gastriques et vers les sympathies que cette irritation fait développer sur divers points de l'économie, on pourrait bientôt oublier de prendre en considération les diverses sympathies qui se rallient à la lésion isolée de tout autre organe, et l'on négligerait l'etude des signes qui pourraient se rapporter à ces dernières sympathies, et dont il serait possible de déduire des règles propres à diriger la thérapeutique dans ces circonstances.

6.° D'où l'on voit que, quoiqu'on ne puisse pas contester à M.ʳ B. le mérite d'avoir rappelé les médecins à la théorie qui fait apprécier l'influence importante des lésions et surtout de l'irritation gastro-intestinale sur les phénomènes sympathiques auxquels elles donnent lieu, théorie dont on s'était un peu trop éloigné dans ces derniers temps, on doit pourtant lui reprocher, avec juste raison, d'avoir trop généralisé cette doctrine.

7.° Ne peut-on pas lui demander pourquoi une *gastro-entérite* très-intense peut se développer, marcher vers le plus haut degré d'exaspération, se terminer ensuite d'une manière funeste ou favorable, sans faire naître aucun des symptômes qui appartiennent à l'adynamie ou à l'ataxie, ou, enfin, à la complication bilieuse, etc.? En vain, il aura recours aux *prédispositions* pour expliquer ce fait pathologique, démontré par l'expérience: on lui répondra qu'énoncer des prédispositions, ce n'est pas donner une démonstration satisfaisante.

Enfin, pour l'étiologie des affections morbides, autres que les fièvres essentielles, qu'a fait encore M. Broussais? On connaissait très-bien avant lui les lésions des organes renfermés dans la capacité du thorax; et, en dernier lieu, n'avons-nous pas vu paraître le beau traité de M. Laënnec sur ces maladies. Celles de l'éncéphale et des méninges viennent d'être étudiées avec fruit par MM. Rostan et Allemand. M.r B. n'a rien dit de nouveau sur le rhumatisme, la goutte, l'hydropisie; sur le résultat des diverses substances vénéneuses, introduites dans les voies gastriques; sur les complications vermineuses, les scrofules, les dartres, le cancer; sur la plupart des névroses, etc.; et ses idées nouvelles sur le scorbut sont encore présentées sous la frome du doute : elles sont plutôt l'exposition pure et simple des faits, que de véritables éclaircissemens ou des explications satisfaisantes sur l'étiologie de cette maladie.

Relativement à la fièvre hectique, il

admet, comme une des causes qui l'entretiennent, la résorption du pus (CLXXXVII proposition). Et ensuite, il regarde cette théorie comme surannée (1).

Séméïologie. C'est ici que l'obscurité et le doute augmentent à chaque pas. Rien de clair ni de précis. Tout reste dans le vague; tout est confondu. Il prête à l'estomac l'*intention de chercher des voies de guérison* par des crises (CCXCIV proposition). L'estomac est le sens interne régulateur de l'économie (CCXC proposition). Toutes les maladies aiguës prennent leur origine dans cet organe, et toutes les chroniques y aboutissent; celui qui connaît, dit-il, la sensibilité de cet organe et sait la diriger, qui connaît la gastrite et la gastro-entérite, a la clef de la pathologie. Et ensuite, c'est précisément le point de doctrine sur lequel il laisse le plus de doute, et répand le moins de clarté.

Tantôt la *douleur constringente* est un signe assuré de la phlegmasie chronique de

---

(1) Examen, 2me. édition, page 791.

la muqueuse gastro-intestinale; et quelquefois cette phlegmasie, quoique très-aiguë, ne se manifeste au-dehors par aucune *douleur*. Cependant, c'est par la *douleur*, qui correspond sur les parois de l'abdomen au point phlogosé, que l'on reconnaît la *gastrite partielle*.

Quelquefois il nous assure encore que la gastrite se reconnaît à la douleur, à la chaleur de l'épigastre; même la rougeur et la tumeur doivent s'y joindre, pour qu'il y ait fièvre. « La fièvre, » dit-il, suppose-t-elle un état particulier » de l'estomac? Sans doute, elle suppose » rougeur, chaleur, douleur, tumeur (1). » Et puis il annonce le contraire en vingt endroits différens de ses écrits (2). Ici, la soif est donnée comme un symptôme constant de la gastrite, ou bien la langue est brune, sèche, rouge, etc. (3); et un peu plus loin, il nous replonge dans la perplexité, en disant que ces symptô-

(1) Leçons de M. Broussais, page 15, 84 et 85.

(2) Idem, idem, 85.

(3) Idem, idem, 127.

mes n'existent pas toujours (1). Le météorisme est un signe de gastrite, ensuite c'est celui d'une péritonite (2). Le délire et les phénomènes sympathiques sont en raison directe de l'irritation de l'appareil alimentaire et de la douleur qu'elle développe (3); et nous avons vu que c'est le contraire. « Même la muqueuse de » l'intestin grèle n'est douée presque » d'aucune sensibilité de relation (4); » le *delirium tremens* peut exister sans inflammation des voies digestives (5).

La dyssenterie est un signe de la *colite*, et pourtant la dyssenterie peut exister sans la phlegmasie du colon. Enfin, la gastro-entérite, qui se rencontre dans toutes les maladies fébriles, c'est-à-dire, dans les neuf dixièmes des affections morbides, peut se cacher sous les apparences les plus insidieuses, et offrir des symptômes si divers, que les signes pathognomo-

(1) Leçons de M. Broussais, etc., page 130.

(2) Idem, idem, idem.

(3) Idem, idem, 132. Phlegm. chron.

(4) Examen, 2me. édition, page 487.

(5) Idem, idem, 280.

niques auxquels on pourrait la reconnaître, seront toujours incertains, fugaces, insaisissables (1). Et pour nous jeter toujours plus sûrement dans un découragement total, M.r B. nous dit : « En vain s'efforce-» t-on, par de prolixes dissertations, de » spécifier les symptômes extérieurs qui » distinguent les altérations organiques » dans les irritations des différents vis-» cères. On n'y parviendra jamais d'une » manière satisfaisante (2). » Ailleurs, il tourne en dérision les recherches et les travaux des médecins qui ont donné de savantes descriptions des diverses épidémies dont ils ont été les témoins; il répand le fiel de sa colère sur les Nosologistes; il semblerait ne vouloir aucune classification méthodique des maladies; et les auteurs qui, pour se rendre plus intelligibles, se sont occupés à grouper les symptômes principaux, dont certaines lésions des organes s'accompagnent constamment, sont en butte à ses mordans sarcasmes; il les

(1) Examen, 2me. édition, page 469.

(2) Examen, 1re. édition, page 406.

appelle dédaigneusement des *Ontologistes!* Cependant il convient que *la nature est uniforme dans ses opérations*, et il reconnaît alors la possibilité et la nécessité de grouper les symptômes qui manifestent, dans chaque lésion particulière de tel ou tel organe, *l'uniformité des opérations de la nature*, pour en former autant d'*entités* qui se rapprochent par les points principaux des *entités d'une même espèce*. (Je n'entends pas pourtant que l'on abuse de cette méthode; ce n'est pas ici que je dois m'expliquer à cet égard). Car, les mêmes organes, conservant toujours les mêmes sympathies, celles-ci seront toujours à-peu-près les mêmes dans des cas analogues aux légères différences près, qui seront dues à l'Idiosyncrasie, à l'âge, au sexe, etc., etc. Ces différences consisteront du plus au moins; mais elles doivent être beaucoup moins sensibles au sujet des lésions de fonctions correspondantes aux lésions des organes; et c'est là, je crois, une des bases essentielles de la séméiologie.

Soutenir que ces divers groupes ne conserveront jamais la moindre ressemblance entr'eux, c'est nous plonger dans un abîme sans fond et sans rives, ou c'est nous égarer dans de vastes déserts, et nous donner la cruelle assurance que nous ne parviendrons jamais à distinguer les maladies internes par des signes extérieurs et fixes. Voilà pourtant ce qui résulte de la doctrine de M. Broussais. C'est un chaos. Et pour nous mieux démontrer que la médecine ne sera jamais qu'un art conjectural, dont les opérations doivent toujours rester enveloppées dans les plus épaisses ténèbres, il ne veut pas même que l'anatomie pathologique soit un guide assuré pour arriver à la classification des maladies. Car, vous savez ce qu'il ose dire, à cet égard, sur le compte de deux médecins estimables, MM. Laënnec et Rostan, qui ont étayé, sur les lésions organiques trouvées dans les cadavres, la pathologie des maladies qui y correspondent.

Que nous reste-t-il donc, pour parvenir

à une bonne classification? 1.° *Les indications*, dira M. Broussais. Et puis il ajoute: « *Donner à une maladie le nom d'une » autre, parce qu'on vient de la guérir » par les remèdes qui avaient aussi » guéri cette autre*, c'est supposer que » chaque maladie a son spécifique bien » démontré. Or, cette spécificité est chi» mérique, le même médicament pou» vant guérir plusieurs groupes de symp» tômes, que les médecins ont désignés » par des dénominations différentes (1). »

Cela n'empêche pas pourtant qu'il ne reconnaisse ailleurs une spécificité dans le quinquina contre les fièvres intermittentes; dans le mercure, contre la syphilis; dans le soufre, contre les affections de la peau; même dans les sangsues, contre la gastro-entérite.

2.° *Les causes*. Nous savons à quoi nous en tenir là-dessus, et ce qu'en pense M. Broussais lui-même.

Thérapeutique. Autre chaos. Que d'obs-

---

(1) Examen, etc., 2me. édition, page 210.

curité! que de contradictions! Tantôt l'art doit tout faire; et, sur *plusieurs centaines de malades qu'on abandonne aux seules ressources de la nature, à peine il y en a six qui échappent à un sort funeste.* Tantôt M.r B. se plaint de ce qu'on ne fait pas à la *nature l'honneur de la croire susceptible de quelque effort salutaire.* En administrant l'émétique, on joue à quitte ou double la vie du malade; et pourtant, ce moyen, qui peut faire avorter une *gastro-entérite*, est employé avec succès par M.r B. lui-même. Au reste, ce remède peut faire *du bien ou du mal*, de même que les ingesta stimulans. (CCCXIX) Les évacuans, les toniques, les astringens, sont nécessaires dans les cas où il n'y a plus d'irritation (1), et autres *trivialités* semblables, que l'on trouve dans le cours des écrits de M.r B; enfin, les *toniques* peuvent produire une *tonicité* qui préserve le tissu *tonifié* de la congestion (2), bien

(1) Examen, 1re. édition, pages 217 et 218.

(2) Examen, etc., 2me. édition, page 108.

mieux, après nous avoir épouvanté sur les prétendues suites funestes d'un autocratisme condamnable dans les maladies fébriles, ou gastro-entérite; après avoir cru démontrer que les phlegmasies gastro-intestinales tendent toutes constamment à la lividité, à la fuliginosité, à l'ataxie, etc. M. Broussais dit, avec une sécurité admirable, que les purgatifs, les toniques, les stimulans, sont quelquefois nécessaires pour arrêter la marche de ces inflammations (1). Enfin, malgré les idées qu'il s'est faites, sur la nature des gastro-entérites, il se joue avec la canelle, le *calanus aromaticus*, le sassafras, l'angélique, le vin, les eaux distillées aromatiques, etc. (2), prétendant qu'il sait se rendre compte des effets salutaires de ces médicamens stimulans et autres, jouissant des mêmes propriétés. Enfin, il n'avance rien sur la thérapeutique, qu'on ne l'ait dit avant lui, avec cette différence néanmoins qu'il étend un voile très-épais sur les diverses parties

(1) Examen, 2me. édition, page 309.

(2) Examen, 1re. édition, page 220.

de cette branche de l'art de guérir, parmi lesquelles des auteurs recommandables s'étaient efforcés de répandre quelque clarté.

En un mot, Mr B. peut être regardé comme un des partisans les plus déclarés de la secte des Eclectiques. On peut dire qu'il est tout-à-la-fois *Humoriste*, *Boërhaaviste*, *Méthodiste*, *Solidiste*, *Animiste*, *Brownniste*, *Pineliste*, et par conséquent *Ontologiste*. Or, il a dit « qu'il est fort évi» dent que cette méthode, qu'on appelle » éclectique, ne pouvait donner des ré» sultats tels que ceux qu'on attendait, » et qu'elle devait produire des doctrines » mixtes, dans lesquelles on reconnaîtrait » les erreurs de l'antiquité, à côté des » découvertes, des améliorations et des » erreurs modernes (1). » Eh bien! c'est précisément ce qu'on trouve dans la doctrine de M. Broussais. Donc M. Broussais a adopté une mauvaise méthode. S'il nie la conséquence, je lui demanderai ce

(1) Examen, 2me. édition, page 5.

qu'il veut être. Mais, avant qu'il réponde, autorisé par tout ce que j'ai lu dans ses ouvrages, j'en déduirai cette conclusion que M.r B. est un homme égaré par les illusions de l'orgueil, et conduit dans les voies obscures et incommensurables des hypothèses, par une imagination trop ardente; et tout cela peut être de bien bonne foi, puisqu'il a intitulé sa doctrine: la *Doctrine physiologique*, et qu'il paraît croire l'avoir fondée sur des faits incontestables.

G. Mon cher D., vous êtes trop sévère. Pouvez-vous disconvenir que M.r B. n'ait mieux prouvé, qu'on ne l'avait fait avant lui, la prédominance des maladies d'irritation sur celles produites directement par la faiblesse; qu'il n'ait en conséquence, en attaquant vigoureusement la doctrine de Brown, dessillé les yeux de la plupart des médecins, qu'il a fait revenir à une pratique moins meurtrière, moins incendiaire; qu'on ne trouve consignées dans ses dernières propositions, sous le titre de *Corollaires*, les réflexions les plus judicieuses, les plus sages, relativement à l'étiologie des maladies, et à la manière de les observer et de les traiter; que ce ne soit pas à lui que l'on doit l'idée de la *localisation* des maladies; qu'à l'égard des fièvres essentielles, il n'ait, pour l'avantage des malades et l'avancement de la science, dirigé l'attention des praticiens vers les fréquentes complications de la gastro-entérite avec les fièvres; qu'il n'ait mieux apprécié que ses prédécesseurs l'influence de la phlegmasie des muqueuses gastro-intestinales sur la nature, la marche et la thérapeutique de la plupart des maladies; qu'on ne trouve dans ses écrits d'excellens aperçus tant sur les relations sympathiques qui existent entre l'estomac et les autres organes, que sur celles qui lient ces organes entr'eux dans l'état pathologique; et que, par leur moyen, il ne soit parvenu à rendre raison de beaucoup de phénomènes morbides dont on ne trouvait aucune solution satisfaisante chez aucun de ses dévanciers; qu'on ne lui doive une des plus heureuses idées qu'on ait eue jusqu'à lui, celle de fonder la pathologie sur la physiologie, et de faire une application constante de cette dernière à la détermination de la nature des affections morbides; enfin, qu'on ne lui soit redevable encore d'un beau traité *ex-proefsso* sur les phlegmasies chroniques des viscères du bas-ventre et du thorax, et qu'il n'ait refondu la doctrine de ces maladies, souvent méconnues jusqu'à ce jour, et rebelles aux moyens perturbateurs et excitans qu'on employait pour les combattre, tandis qu'avec sa méthode on ne tourmentera plus iufructueusement les malades, si on a le malheur de perdre l'espérance de les guérir.

D. Vous savez, mon ami G., que je fais profession d'être véridique; ainsi point de complaisantes concessions à l'amour-propre de l'auteur dont nous venons d'examiner les écrits. Permettez donc quelques restrictions à l'éloge que vous venez d'en faire.

1.° Oui, je lui accorde l'idée de la prédominance des maladies par irritation sur celles par débilité. Cette idée est belle, vraie, et doit être féconde en heureux résultats. Aussi, est-ce un grand pas de fait vers la perfection que de l'avoir conçue.

2.° La médecine de Brown était déjà fortement ébranlée, quand M. Broussais a écrit contre elle. Elle allait tomber; et il n'a renversé, en la culbutant, qu'un fantôme qui chancelait déjà. Il en convient lui-même.

3.° J'approuve les réflexions contenues dans les *Corollaires*. Mais, M. Broussais ne s'est-il jamais écarté lui-même des préceptes qu'il nous donne dans ces dernières propositions? Vous venez de vous mettre à même d'en juger, Messieurs, dans le cours de notre discussion.

4.° Au sujet de la *localisation* des maladies, on l'avait dévancé, de même qu'à l'égard de la complication fréquente des gastro-entérites avec les *fièvres essentielles* et de l'*irritation* d'un ou plusieurs viscères co-existant avec les maladies fébriles, et donnant lieu à leur développement

Mais, Mr B. a parlé à temps et à propos. Le hasard l'a favorisé : on lui avait ouvert la voie. Vous connaissez, je pense, les idées de Prost, de Pujol, de Cabanis, de Bordeu, etc., sur les irritations des viscères et de l'estomac, pour expliquer la production des maladies fébriles.

5.° Les sympathies morbides, fondées en général, sur les sympathies physiologiques, n'avaient pas été négligées; mais l'anatomie, étant moins perfectionnée que de nos jours, les relations sympathiques des divers organes entr'eux, ne pouvaient pas être aussi bien connues. L'ignorance où nous nous trouvions à cet égard, et l'impossibilité où nous étions d'en expliquer quelques-unes, tenaient à l'imperfection où était demeuré long-temps l'art d'étudier les divers tissus de l'organisme. Cependant, Van-Helmont, Sthal, avaient parfaitement fait connaître les rapports sympathiques de l'estomac avec les autres grands foyers de la vitalité. Bordeu, La Case, Cabanis, que je viens de citer, et tous les physiologistes modernes, surtout Bichat et Richeraud, avaient étudié et déterminé les diverses sympathies physiologiques et morbides.

A présent, reste à prouver que toutes ces sympathies sont dues, comme le prétend M.r B., à l'inflammation de la muqueuse gastro-intestinale; et que jamais elles ne sont l'effet immédiat d'nne lésion nerveuse primitive et isolée, d'une aberration de la sensibilité; enfin, d'une *simple irritation nerveuse, indépendante de toute phlogose.*

A. MM. Van-Helmout, Stahl, Wyth, et bien d'autres, ont beaucoup célébré, j'en conviens, la sensibilité morbide de l'épigastre; mais ils l'ont placée dans le plexus et le centre phrénique. M. Broussais a avancé, au contraire, qu'elle résidait dans la muqueuse gastrique (1).

D. Je ne vois là qu'une différence d'opinions, M.r A., et rien de bien démontré jusqu'à présent.

A. « Par exemple, Pujol ose affirmer

---

(1) Examen, etc, 2me. édition, page 792.

» n'avoir jamais *rencontré d'affections* » *spasmodiques*, sans avoir vérifié l'exis- » tence d'un foyer inflammatoire dans » le foie, la matrice ou le cerveau. Il » tient à cette théorie, tandis que, selon » M. Broussais, cette irritabilité exa- » gérée correspond aux inflammations » gastriques (1). »

D. Comme Pujol, M. Broussais *ose souvent affirmer* des faits qui, pour d'autres, sont plus difficiles à croire que ceux que vous atteste ce premier auteur. Cependant, il exige que nous y ajoutions ofi....... Au reste, vous savez que *nier un fait dont on n'a pas été témoin n'est pas d'un homme sage* (2).

A. Enfin, Bordeu, Barthez, ni les autres n'ont pas rallié les phénomènes sympathiques à l'inflammation de l'épigastre.

D. Soit. Mais, encore un coup, il faut prouver; ainsi je poursuis.

6.° L'application de la physiologie à la pathologie, ne me paraît pas bien nouvelle.

---

(1) Examen, 2me. édition, pages 792 et 793.

(2) Idem, idem, 718.

Je crois que, strictement parlant, on n'a jamais fait autre chose depuis Hippocrate, fondateur de la vraie médecine, jusqu'à nous. Ces deux parties de la science médicale sont inséparables, et elles ont subi ensemble les viscissitudes amenées par le temps et l'expérience. Peut-on concevoir même la *pathologie* isolément, et sans qu'elle ait pour base une physiologie quelconque?

D'ailleurs, M. Broussais n'avoue-t-il pas avoir pris lui-même, dans Bichat, l'idée d'établir entièrement la pathologie sur la physiologie; et il nous a fait connaître les sources où cet immortel auteur a puisé celle de son admirable ouvrage sur l'anatomie générale : *Hunter* et *Pinel.*

7.° Je sais apprécier son *Traité des phlegmasies chroniques*, mais je n'adopte pas absolument tous les principes, et surtout les faux raisonnemens que contient cet ouvrage, d'ailleurs excellent.

G. Que laissez-vous donc à M. Broussais, mon cher D.?

D. Je lui laisse, mon ami, ce qu'il a droit

de réclamer en toute justice : le fond de son Traité des phlegmasies chroniques ; cet ouvrage est vraiment propre à servir à l'avancement de l'art de guérir ; et de plus, quelques vues judicieuses sur l'*étiologie* de plusieurs maladies. *Cette gloire doit suffire à M. Broussais, et je lui conseille sérieusement de s'en contenter* (1).

Ici finit notre conversation, M. Broussais. M.r D. me salua, en me disant : *sans rancune*, mon cher.

J'attends *ma revanche*, lui dis-je, présumant bien que vous renverseriez facilement les objections qu'il venait d'élever contre votre doctrine,

Je ne désire pas mieux, répliqua-t-il aussitôt ; mes armes sont toutes prêtes, et je tiens en réserve bien des moyens d'attaque et de défense, auxquels vous ne vous attendez pas. Mais à la prochaine séance, nous nous occuperons plus du *fond* que de la *forme* de l'ouvrage. Dans celle-ci, je n'ai eu en vue que de mettre

(1) Examen, 2me. édition, pages 738.

M. Broussais en *contradiction avec lui-même*, *et de prouver qu'il est fort mauvais logicien*. Je crois y être parvenu. — Après cela nous nous séparâmes, et je pris la résolution de vous faire connaître notre conversation.

C'est avec la plus vive impatience que j'attends votre réponse, M.r B.; et vous pouvez me croire, avec les sentimens de la plus haute estime,

MONSIEUR LE PROFESSEUR,

L'un de vos plus sincères et plus dévoués admirateurs,

A.

DUFORT CADET, IMPRIMEUR-LIBRAIRE.

ERRATA.

Page 6, ligne 5, au lieu de : vous, Mr. cher A., *lisez :* vous, mon cher A.

Page 7, ligne 7, mantean, *lisez :* manteau.

Id. 14, id. 21, déterminaison, *lisez :* terminaison.

Page 15, ligne 1, complettement, *lisez :* complètement.

Page 29, note, ligne 1, au lieu de : (3), *lisez :* (1) Examen, etc., 2me. édit., page 668.

Page 29, ligne 15, au lieu de : (1), *lisez :* (2).

Id. id. id. 20, au lieu de : (2), *lisez :* (3).

Id. id. note, ligne 3, au lieu de :
lisez : (3) Examen, 2me. édit., page 667.

Page 35, ligne 10, au lieu de : de leur action, *lisez :* leur action.

Page 43, ligne 24, au lieu de : presenter, *lisez :* présenter.

Page 44, ligne 3, au lieu de : sous quelles apparences, *lisez :* sous quelques apparences.

Page 51, ligne r4, au lieu de : nous avions à faire, *lisez :* nous avions affaire.

Page 64, ligne 9, au lieu de : vous vous amendez, lisez : D. vous vous amendez.

Page 67, ligne 1, au lieu de : enteriet, lisez : entérite.

Page 68, ligne 13, au lieu de : souvent, lisez *souvent.*

Page 68, ligne 14, au lieu de : quelquefois, *lisez :* *quelquefois.*

Page 71, ligne 23, au lieu de : n'accueilliraient, *lisez :* n'accueilleraient.

Page 81, ligne 2, au lieu de : vulgairément, *lisez :* vulgairement.

Page 100, ligne 13, au lieu de : morbiles, *lisez :* mobiles.

Page 104, ligne 12, au lieu de : fièvres, *lisez :* toutes les maladies fébriles.

Page 131, ligne 18, au lieu de : hypondrie, *lisez :* hypocondrie.

Page 136, ligne 21, au lieu de : Ainsi, je vous le dis tout bas, ces explications n'expliquent rien ; encore une fois, je vous prie pourtant, *lisez :* ..... Ainsi, je vous le dis tout bas, ces explications n'expliquent rien, et je vous prie pourtant.

Page 143, ligne 10, au lieu de : gastro-entérites, *lisez :* gastro-entérite.

Même page, ligne 12, au lieu de : sudorifiqques, *lisez :* sudorifiques.

Page 144, ligne 15, au lieu de : ce qui, *lisez :* cela.

Id. 149, id. 7, au lieu de : idée », *lisez :* idée.

Id. 154, id. 10, au lieu de : se dénier, *lisez :* se dévier.

Page 156, ligne 5, au lieu de : produits, *lisez :* produit.

Page 183, ligne 23, au lieu de : von, *lisez :* vous.

Page 192, ligne 3, au lieu de : qu'il y ait, *lisez* : qu'il n'y ait.

Page 194, ligne 16, au lieu de : et je place, *lisez* : je place.

Page 234, ligne 13, au lieu de : ce qu'il y a de vrai, *lisez* : que cela est vrai.

Page 245, ligne 23, au lieu de : manière de s'exprimer, *lisez* : manière de vous exprimer.

Page 272, ligne 4, au lieu de : maladies fébriles ou gastro-entérite, *lisez* : maladies fébriles ou les gastro-entérites.

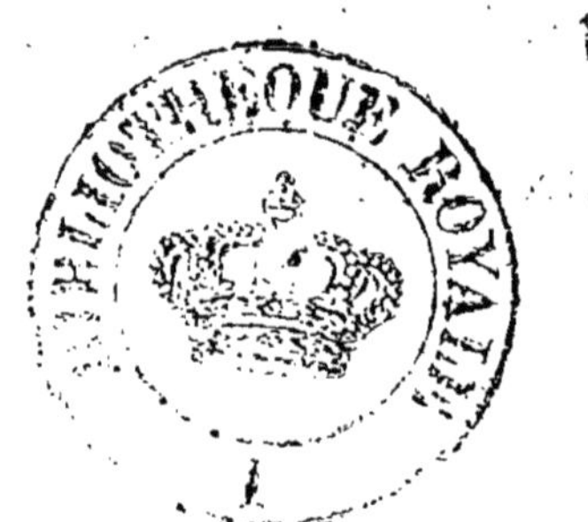

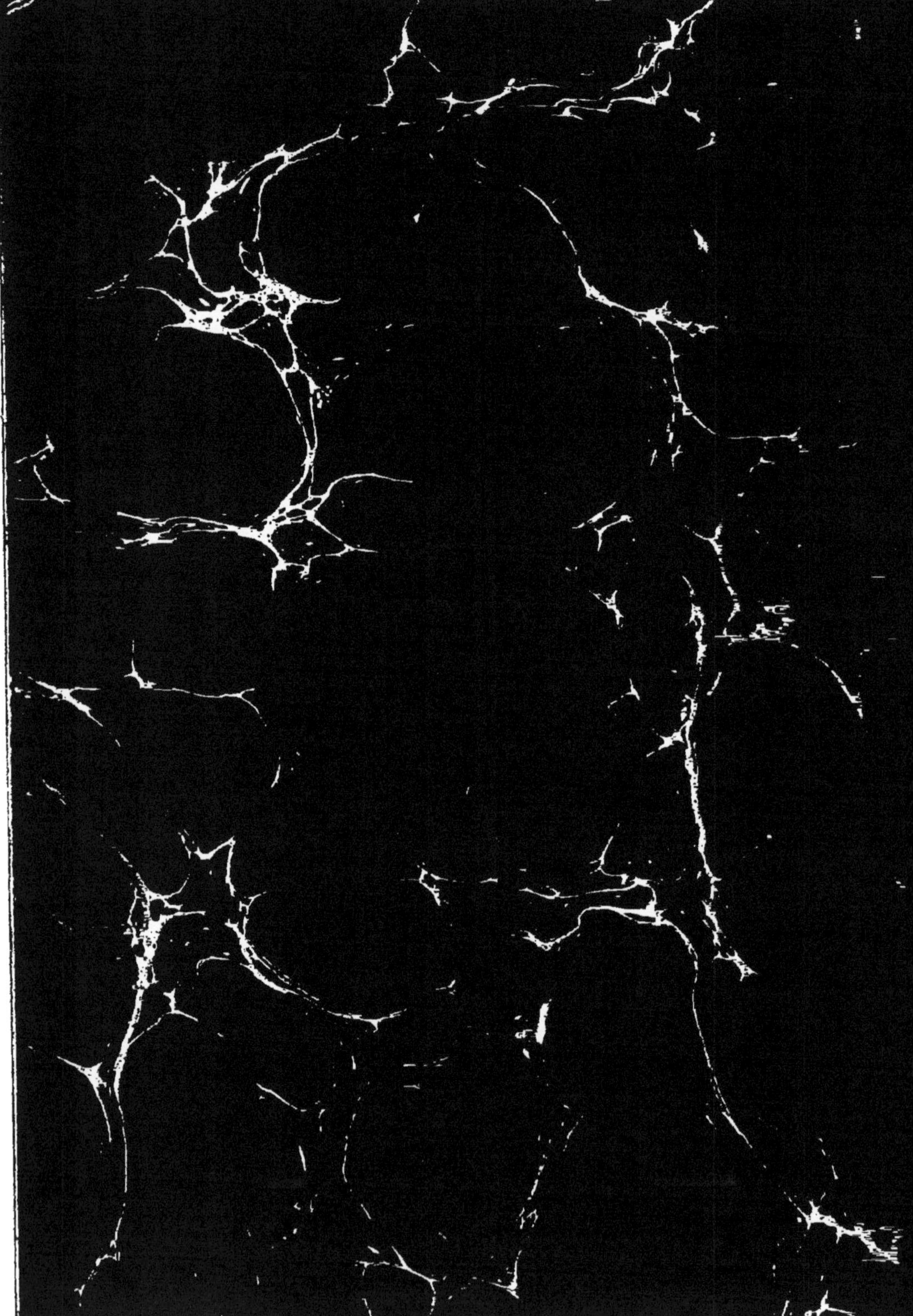

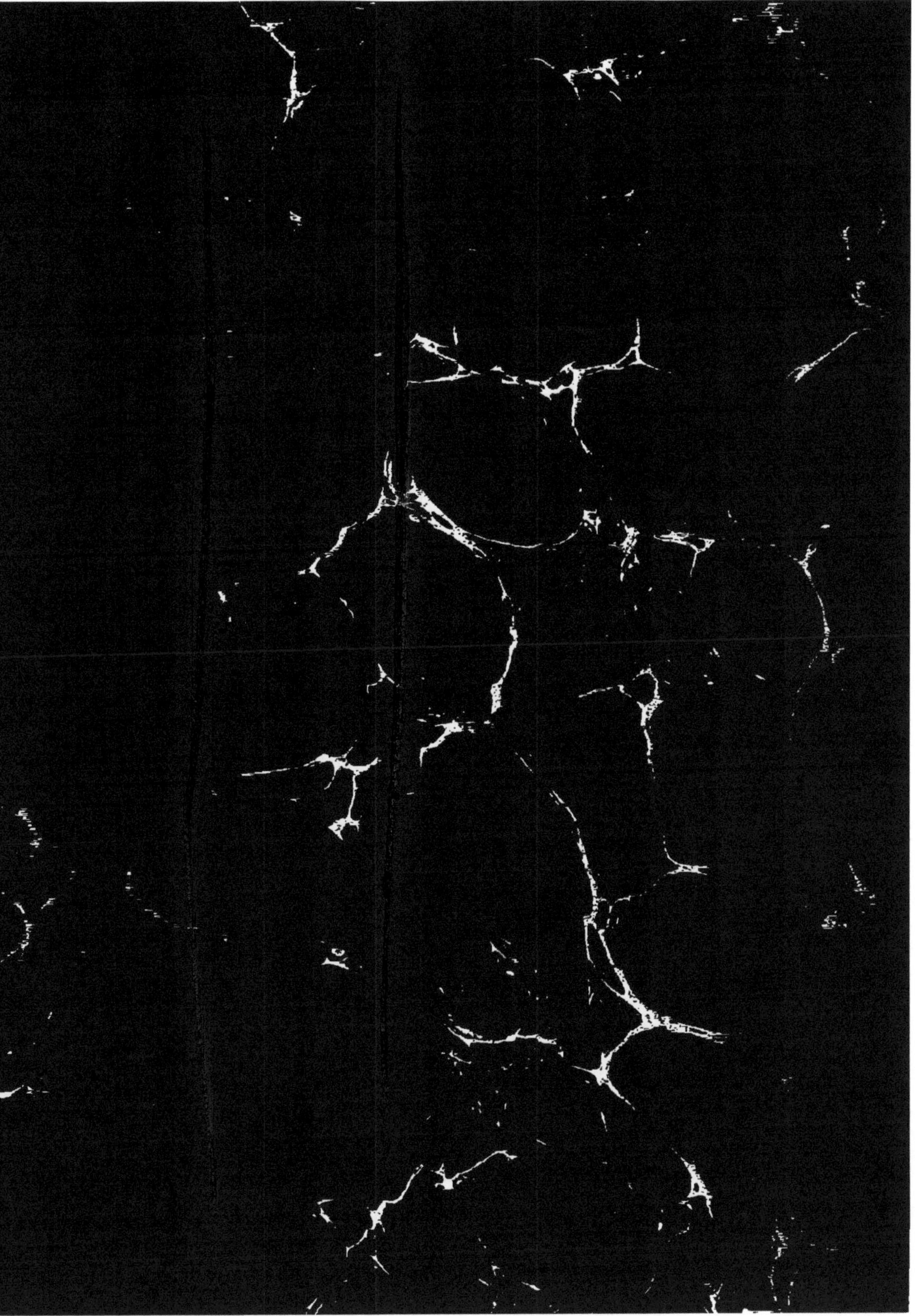

www.ingramcontent.com/pod-product-compliance
Ingram Content Group UK Ltd.
Pitfield, Milton Keynes, MK11 3LW, UK
UKHW020309230726
13925UKWH00001B/310

9 782013 681025